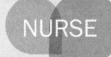

2021—2022年度浙江省产学合作协同育人项目资助

基础护理技能操作

供护理、助产等专业使用

主　审：王林毅
主　编：沈丽芳　吴怡娜　吴忠红
副主编：李红波　华　盈　黄志芳　陈惊惊
编　者：（按姓氏笔画排序）

王　婷 (杭州市萧山区第四中等职业学校)	沈丽芳 (杭州市萧山区第四中等职业学校)
叶　欣 (贵州护理职业技术学院)	陈　建 (杭州市萧山区第四中等职业学校)
华　盈 (杭州市萧山区第一人民医院)	陈惊惊 (贵州省人民医院)
刘　羽 (贵州护理职业技术学院)	郑　雪 (贵州护理职业技术学院)
李红波 (贵州护理职业技术学院)	赵霜霜 (贵州护理职业技术学院)
李秋颖 (贵州护理职业技术学院)	施佳丽 (杭州市萧山区第四中等职业学校)
吴忠红 (贵州护理职业技术学院)	黄志芳 (杭州市萧山区第四中等职业学校)
吴怡娜 (杭州市萧山区第四中等职业学校)	萧　建 (杭州市萧山区第四中等职业学校)

华中科技大学出版社
http://press.hust.edu.cn
中国·武汉

内 容 简 介

本书是双高建设特色教材,由2021—2022年度浙江省产学合作协同育人项目资助。

本书共分为10个项目,69个任务,内容包括基础技能操作流程及评分标准、呼吸系统技能操作流程及评分标准、消化系统技能操作流程及评分标准、泌尿系统技能操作流程及评分标准、内分泌系统技能操作流程及评分标准、神经系统技能操作流程及评分标准、免疫系统技能操作流程及评分标准、循环系统技能操作流程及评分标准、运动系统技能操作流程及评分标准、生殖系统技能操作流程及评分标准。本书内容紧贴护士执业资格考试大纲,所包含的知识点全面,同时具有很强的临床实践性,对相关专业学生的实习和工作均有帮助。

本书可供中职、高职院校护理、助产等专业使用。

图书在版编目(CIP)数据

基础护理技能操作/沈丽芳,吴怡娜,吴忠红主编.—武汉:华中科技大学出版社,2023.9
ISBN 978-7-5772-0047-7

Ⅰ.①基… Ⅱ.①沈… ②吴… ③吴… Ⅲ.①护理学 Ⅳ.①R47

中国国家版本馆 CIP 数据核字(2023)第 177892 号

基础护理技能操作　　　　　　　　　　　　　　　　　　沈丽芳　吴怡娜　吴忠红　主编
Jichu Huli Jineng Caozuo

策划编辑:居　颖
责任编辑:居　颖　于东歌
封面设计:廖亚萍
责任校对:朱　霞
责任监印:周治超
出版发行:华中科技大学出版社(中国•武汉)　　电话:(027)81321913
　　　　　武汉市东湖新技术开发区华工科技园　　邮编:430223
录　　排:华中科技大学惠友文印中心
印　　刷:武汉市洪林印务有限公司
开　　本:889mm×1194mm　1/16
印　　张:14.75
字　　数:502 千字
版　　次:2023 年 9 月第 1 版第 1 次印刷
定　　价:68.00 元

本书若有印装质量问题,请向出版社营销中心调换
全国免费服务热线:400-6679-118　竭诚为您服务
版权所有　侵权必究

前言

为深入贯彻落实习近平总书记对职业教育工作的重要指示精神,完善高质量办学机制,实现高质量发展,深入推进"双高计划",深化产教融合,全面推进护理类中职、高职院校教学提质升级,实施学校教学质量目标、专业设置与结构调整的优化工作,本教材坚持以护理专业建设为龙头,以提高学生专业技能水平和增强学生就业竞争力为开发理念,以提高学生专业综合素质及满足社会发展需求为开发和编写的重点。

本教材按照人体系统组成,分为10个项目,包括69个任务,内容涵盖了基础技能操作20项、呼吸系统技能操作10项、消化系统技能操作8项、泌尿系统技能操作4项、内分泌系统技能操作3项、神经系统技能操作4项、免疫系统技能操作3项、循环系统技能操作5项、运动系统技能操作6项和生殖系统技能操作6项,每个任务包含操作流程及评分标准。本教材可供中职、高职院校护理、助产等专业使用,也可作为刚毕业的护士进行就业实习、轮转实践的重要参考书,本教材具有如下特点。

1. 贯彻落实技能人才工作精神　本教材与护理专业各学科的授课教材及护理专业相关职业技能考核标准保持高度匹配。本教材从护理岗位的实际需求出发,突出了护理人员应具备的知识、技能和素质,为学生就业和获得执业证书服务,充分体现了"大力培养高技能高素质人才"的职业教育理念,体现了"基于职业工作过程,以培养职业能力和素质为本位"的课程特色。整体设计上,采用学习过程与完成任务相结合的科学思路,注重理论、技能和素质的三重培养。在评分标准部分不仅对操作评分提出了明确的标准,还增加了相关内容的提问,以助实现"理实一体化教学"。

2. 紧贴岗位,体现编写规范性和创新性　本教材编写过程中充分利用产教融合平台,由临床护理专家和护理专业带头人、中青年骨干教师组成编写队伍,以护理岗位所需的基本技能为主,增加了临床护理岗位中的新项目、新技术和新方法,确保教学与岗位实际需求紧密相连,并将人文关怀渗透其中,以期提高学生适应不同级别医院、不同护理岗位的能力和就业竞争力。各操作项目结合全国职业院校护理技能大赛技能操作比赛要求和卫生系统护理岗位技能训练及竞赛的考核要求,保证技能训练的高度准确与规范。

3. 紧贴护士执业资格考试大纲　编者紧贴全国护士执业资格考试大纲,在分析全国护士执业资格考试的视频试题考核内容与各门课程相关性的基础上,对所有的操作内容进行了重点把控。

一本好的教材直接影响着一个专业、一批又一批护理人才的培养质量。我们衷心感谢参编院校对本教材编写工作所给予的大力支持和辛勤付出。因时间仓促,本教材难免有疏漏之处,希望广大读者批评指正,以便我们及时修订完善。

编　者

目 录
MULU

项目 基础技能操作流程及评分标准

任务一　物理降温操作流程及评分标准　/1
任务二　无菌技术操作流程及评分标准　/3
任务三　生命体征测量操作流程及评分标准　/6
任务四　铺备用床操作流程及评分标准　/11
任务五　铺暂空床操作流程及评分标准　/15
任务六　铺麻醉床操作流程及评分标准　/18
任务七　卧床患者更换床单操作流程及评分标准　/22
任务八　协助患者移向床头操作流程及评分标准　/26
任务九　口服给药操作流程及评分标准　/28
任务十　静脉注射操作流程及评分标准　/30
任务十一　小儿颈静脉穿刺操作流程及评分标准　/34
任务十二　小儿股静脉穿刺操作流程及评分标准　/37
任务十三　密闭式静脉输液操作流程及评分标准　/40
任务十四　静脉留置针操作流程及评分标准　/45
任务十五　小儿静脉留置针操作流程及评分标准　/50
任务十六　动脉采血操作流程及评分标准　/53
任务十七　皮内注射操作流程及评分标准　/56
任务十八　皮下注射操作流程及评分标准　/60
任务十九　肌内注射操作流程及评分标准　/63
任务二十　保护性约束操作流程及评分标准　/67

项目 呼吸系统技能操作流程及评分标准

任务一　口腔护理操作流程及评分标准　/71
任务二　雾化吸入操作流程及评分标准　/75
任务三　吸痰操作流程及评分标准　/77
任务四　有效排痰操作流程及评分标准　/80
任务五　氧气吸入操作流程及评分标准（氧气瓶）　/83
任务六　氧气吸入操作流程及评分标准（中心装置）　/86
任务七　胸腔闭式引流护理操作流程及评分标准　/89
任务八　咽拭子标本采集操作流程及评分标准　/92

任务九　气管切开术后吸痰及更换敷料操作流程及评分标准 /94
任务十　胸腔穿刺术配合操作流程及评分标准 /98

项目三　消化系统技能操作流程及评分标准

任务一　鼻饲操作流程及评分标准 /101
任务二　肠造口护理的操作流程及评分标准 /106
任务三　胃肠减压操作流程及评分标准 /108
任务四　T 管引流护理操作流程及评分标准 /112
任务五　大量不保留灌肠操作流程及评分标准 /115
任务六　小量不保留灌肠操作流程及评分标准 /118
任务七　小儿鼻饲操作流程及评分标准 /121
任务八　经空肠造瘘管输注营养液操作流程及评分标准 /126

项目四　泌尿系统技能操作流程及评分标准

任务一　男性患者导尿操作流程及评分标准 /130
任务二　女性患者导尿操作流程及评分标准 /133
任务三　膀胱冲洗操作流程及评分标准 /136
任务四　腹膜透析换液操作流程及评分标准 /139

项目五　内分泌系统技能操作流程及评分标准

任务一　血糖监测操作流程及评分标准 /143
任务二　微量注射泵使用操作流程及评分标准 /146
任务三　胰岛素注射笔使用操作流程及评分标准 /148

项目六　神经系统技能操作流程及评分标准

任务一　降温毯使用操作流程及评分标准 /152
任务二　腰椎穿刺术配合操作流程及评分标准 /154
任务三　脑室引流操作流程及评分标准 /157
任务四　颅内压监测操作流程及评分标准 /160

项目七　免疫系统技能操作流程及评分标准

任务一　血培养标本采集操作流程及评分标准 /164
任务二　静脉输血操作流程及评分标准 /167
任务三　更换 PICC 贴膜操作流程及评分标准 /170

项目八 循环系统技能操作流程及评分标准

　　任务一　心导管检查术后护理操作流程及评分标准　　/174
　　任务二　有创血压监测操作流程及评分标准　　/176
　　任务三　心电监护操作流程及评分标准　　/179
　　任务四　小儿心肺复苏操作流程及评分标准　　/182
　　任务五　新生儿窒息复苏操作流程及评分标准　　/186

项目九 运动系统技能操作流程及评分标准

　　任务一　腰围使用操作流程及评分标准　　/190
　　任务二　颈围使用操作流程及评分标准　　/194
　　任务三　石膏固定操作流程及评分标准　　/197
　　任务四　骨牵引针眼消毒操作流程及评分标准　　/200
　　任务五　下肢皮牵引操作流程及评分标准　　/203
　　任务六　轴线翻身操作流程及评分标准　　/206

项目十 生殖系统技能操作流程及评分标准

　　任务一　会阴消毒操作流程及评分标准　　/210
　　任务二　会阴冲洗操作流程及评分标准　　/212
　　任务三　阴道灌洗操作流程及评分标准　　/215
　　任务四　会阴湿热敷操作流程及评分标准　　/219
　　任务五　坐浴操作流程及评分标准　　/221
　　任务六　乳腺癌术后胸带使用操作流程及评分标准　　/224

主要参考文献　　/228

项目一　基础技能操作流程及评分标准

任务一　物理降温操作流程及评分标准

【操作目标】

(一) 知识目标

(1) 掌握物理降温的目的。

(2) 掌握物理降温的部位。

(3) 掌握物理降温的注意事项。

(二) 技能目标

掌握物理降温操作方法。

(三) 人文关怀

(1) 做好操作前的解释工作。

(2) 操作中动作轻柔,能运用语言和非语言技巧与患者沟通交流。

(3) 操作后对患者及其家属进行正确、全面的健康教育。

【操作准备】

(一) 评估患者准备

1. 治疗车上层放置　医嘱执行单、医用手持终端(PDA)、速干手消毒剂。

2. 治疗车下层放置　医疗垃圾桶、生活垃圾桶。

(二) 操作前准备

1. 治疗车上层放置　治疗盘内:治疗碗(内盛25%～30%的酒精200～300 mL)、脸盆(内盛32～34 ℃温水至2/3容积)、浴巾1块、小毛巾2块、病员服1套、冰袋及冰袋套(内盛冰块)、热水袋及热水袋套(内盛60～70 ℃热水)。治疗盘外:治疗单、PDA、速干手消毒剂。

2. 治疗车下层放置　医疗垃圾桶、生活垃圾桶。

3. 其他　屏风。

【操作流程】

操作流程	操作步骤	要点说明
评估,解释	评估环境(安静、整洁、舒适、安全)→携病历至患者床旁→核对患者床号、姓名等→解释操作目的、配合方法及注意事项;协助患者上洗手间	注意关注患者体温

续表

操作流程	操作步骤	要点说明
安置卧位	再次核对患者床号、姓名等→关窗,用屏风遮挡患者→松开床尾盖被→协助患者脱掉上衣,松解裤带,取仰卧位→置冰袋于患者头部,热水袋于患者足底	
垫巾,擦浴	将浴巾垫于擦拭部位下方→小毛巾浸入温水或酒精中,拧至半干,包裹于手掌→以离心方向擦拭患者双上肢2次→擦拭后用浴巾擦干双上肢皮肤→协助患者取侧卧位,同法擦拭患者背部2次→擦拭后用浴巾擦干背部皮肤→协助患者穿好干净上衣→协助患者脱掉裤子→协助患者取仰卧位,同法擦拭患者双下肢2次→擦拭后用浴巾擦干双下肢皮肤→协助患者穿好干净裤子	擦拭过程中患者如出现面色苍白、寒战、呼吸异常时,应立即停止擦拭,及时通知医生并给予相应处理; 30 min后复测体温并记录; 每侧擦拭3 min,擦浴全过程≤20 min
撤热水袋	擦浴完毕,撤去热水袋	
整理,记录	整理床单位→开窗、收起屏风→速干手消毒剂喷手→推治疗车回治疗室,整理用物→洗手→脱口罩→记录擦拭部位、时间、效果及患者反应	告知患者高热期间保证摄入足够水分,采用正确的通风散热方法,避免捂热

【注意事项】

(1) 擦拭过程中注意观察患者反应,如出现面色苍白、寒战、呼吸异常时,应立即停止擦拭,及时通知医生并给予相应的处理。

(2) 在体表大血管分布处(如腋窝、肘窝、掌心、腹股沟、腘窝等处)擦拭,应延长擦拭时间,促进散热。

(3) 禁忌擦拭胸前区、腹部、后颈部、足底等部位,以免引起不良反应。

(4) 新生儿及血液病高热患者禁用酒精擦拭。

(5) 随时检查冰袋、化学制冷袋、冰囊有无破损漏水现象,布套潮湿或冰融化后应当立即更换。

(6) 用冰帽时,应当保护患者枕后及耳部,防止发生冻伤。

【评分标准】

物理降温操作评分标准

班级:　　　　姓名:　　　　主考教师:　　　　考核日期:

项　目	物　理　降　温	分值	扣分	扣分理由
仪表	仪表端庄,着装整洁	3		
沟通技巧	表情自然,语言亲切、流畅、通俗易懂,能完整体现护理要求	2		
评估,解释	评估环境	2		
	核对患者床号、姓名;评估患者状况	3		
	解释操作目的,指导患者配合	2		
操作前准备	洗手、戴口罩	3		
	根据医嘱准备用物	2		
	备齐用物,放置合理	2		

续表

项　目	物　理　降　温	分值	扣分	扣分理由
操作过程	置冰袋于患者头部,热水袋于患者足底	5		
	注意监测患者体温	3		
	将浴巾垫于擦拭部位下方	5		
	小毛巾浸入温水或酒精中,拧至半干,包裹于手掌	5		
	以离心方向擦拭患者双上肢2次	6		
	擦拭后用浴巾擦干双上肢皮肤	3		
	协助患者取侧卧位,同法擦拭患者背部2次	6		
	擦拭后用浴巾擦干背部皮肤	3		
	协助患者穿好干净上衣,协助患者脱掉裤子	3		
	协助患者取仰卧位,同法擦拭患者双下肢2次	6		
	擦拭后用浴巾擦干双下肢皮肤	3		
	协助患者穿好干净裤子	3		
	擦拭完毕,撤去热水袋	3		
	记录擦拭部位、时间、效果及患者反应	3		
操作后	整理用物	3		
	指导患者物理降温的注意事项	3		
综合评价	严格执行查对制度	5		
	严格执行无菌操作	5		
	无交叉污染	3		
提问	物理降温技术的注意事项	5		
总分		100		

任务二　无菌技术操作流程及评分标准

【操作目标】

(一) 知识目标

(1) 掌握无菌技术的基本概念。
(2) 掌握无菌技术的操作原则。
(3) 掌握各项无菌技术的目的。
(4) 掌握各项无菌技术的注意事项。

(二) 技能目标

(1) 掌握无菌持物钳的使用方法。
(2) 掌握无菌容器的使用方法。
(3) 掌握无菌包的使用方法。
(4) 掌握无菌溶液的取用方法。
(5) 掌握铺无菌治疗盘的方法。
(6) 掌握无菌手套的使用方法。

【操作准备】

1. **治疗车上层放置** 治疗盘内:无菌持物钳包(内装无菌罐1个、无菌持物钳1把)、无菌包(内有无菌治疗巾2块,灭菌指示卡,外包贴灭菌指示胶带)、无菌溶液、无菌治疗碗包、无菌纱布罐、棉签、碘伏、无菌手套1双。治疗盘外:弯盘、速干手消毒剂。

2. **治疗车下层放置** 医疗垃圾桶、生活垃圾桶。

【操作流程】

操作流程	操作步骤	要点说明	临床经验
评估环境	评估环境(安静、整洁、舒适、安全);评估操作台(清洁、干燥)	操作前30 min,停止清扫,减少走动,避免尘土飞扬	
用物准备	准备用物→洗手→戴口罩;检查各种用物的名称、包装、有效期、质量	检查无菌持物钳包、无菌包、无菌治疗碗包的名称、包装、有效期,查看无菌包有无潮湿及破损、灭菌指示胶带是否变成黑色;检查棉签、无菌纱布罐、碘伏、无菌溶液的名称、包装、有效期、质量	
放置用物	治疗车推至操作台旁成45°角→治疗盘放在操作台上,依次取出无菌物品,打开无菌持物钳包,注明开包日期及时间→治疗盘放于操作台的右侧,弯盘及手消毒剂放在治疗车的上层→用无菌持物钳取两块纱布,一块放在治疗盘内,一块放在无菌溶液前用于"Z"形擦拭治疗盘	用治疗盘内的纱布以"Z"形擦拭治疗盘;擦拭治疗盘后用速干手消毒剂喷手;打开的无菌持物钳包可以使用4 h	
使用无菌包	检查无菌包→打开无菌包(解开胶带,揭开外、左、右、内角)→用无菌持物钳取一块无菌治疗巾(垂直闭合,手持无菌持物钳上端1/3处,钳端向下,不触及容器口及液面以上内壁,注意钳端闭合)→回包(按原折痕包内、右、左、外角)→注明开包日期及时间→铺盘(拿住治疗巾的外侧打开,上层呈扇形三折,边缘向外)	检查无菌包的名称、包装、有效期,查看无菌包有无潮湿及破损、灭菌指示胶带是否变成黑色;打开无菌包时,手不可触及包布内面,操作时手臂勿跨越无菌区;打开过的无菌包在未被污染的情况下有效期为24 h	
取无菌碗	检查无菌碗包→打开无菌碗包(一手抓住包布四角,一手托住无菌碗底部)→将无菌碗放在无菌盘的中间	放置无菌碗时注意不要污染无菌碗内面	

续表

操作流程	操作步骤	要点说明	临床经验
取无菌溶液	用无菌纱布擦净无菌溶液瓶外灰尘→检查无菌溶液的名称、浓度、剂量、有效期,检查瓶盖有无松动,瓶身有无裂缝,溶液有无变色、浑浊、絮状物→打开溶液瓶盖→用棉签蘸取碘伏消毒瓶盖及边缘→打开无菌溶液瓶塞→倒无菌溶液(标签向手心,先倒出少量无菌溶液旋转式冲洗瓶口于弯盘内,再从冲洗处倒出溶液于无菌容器内)→盖好瓶塞→再次用棉签蘸取碘伏消毒瓶口及边缘→注明开瓶日期及时间、用途,注明棉签开包的日期及时间	已倒出的无菌溶液,不可再倒回瓶内,以免污染剩余的无菌溶液;打开过的无菌溶液在未被污染的情况下有效期为24 h;打开过的棉签在未被污染的情况下有效期为4 h	临床上现使用的无菌溶液均为拉环式,故在打开拉环后,用棉签蘸取碘伏消毒,根据需求选用合适的注射器抽取适量无菌溶液,使用后的无菌溶液需用棉球蘸取碘伏覆盖瓶口穿刺处,注明开瓶日期及时间、用途
铺无菌治疗盘	盖上无菌治疗巾→将无菌治疗巾向上翻折两次,两侧边缘向下翻折一次,露出治疗盘边缘→注明铺盘日期及时间并贴于铺好的治疗盘右上角	操作区域和治疗盘必须清洁、干燥,避免污染、潮湿;操作者的手、衣袖及其他非无菌物品不可触及无菌面;铺好的无菌治疗盘在未被污染的情况下可以使用4 h	
戴无菌手套	检查无菌手套的名称、型号、灭菌日期、包装→双手分别捏住外包装袋口打开→清洗、消毒双手→双手同时提起手套袋开口处上层,分别捏住两只手套的反折部分,取出手套→将两只手套掌心相对,先戴一只手,再用已戴手套的手指插入另一只手套的反折处(手套外面),同时另一手顺势将手套戴好→将手套的边缘套在工作服袖口上→双手对合交叉调整手套,使其贴合→检查手套是否有破损,戴好无菌手套后,双手应保持在肩部以下、腰部以上和两侧腋中线之间,避免污染	戴手套前先用速干手消毒剂擦拭双手;戴手套时,应避免手套外面触及任何非无菌物品,未戴手套的手不可触及手套的外面,已戴手套的手不可触及未戴手套的手或另一只手套的内面;戴手套时或无菌操作过程中,如发现手套有破损,应立即更换	为传染病患者进行侵入性操作时可戴双层无菌手套
脱无菌手套	戴手套的手捏住另一只手套外面的边缘将其翻转脱下→已脱手套的手插入手套内口,向外翻转脱下→将脱下的手套及手套袋置于治疗车下层医疗垃圾桶内	脱手套时,应从手套口往下翻转脱下,不可强拉手指和手套的边缘,以免损坏	
整理,记录	整理用物(医疗垃圾、生活垃圾分类放置,由医院感染管理科统一回收处理,用消毒液擦拭治疗车、治疗盘,治疗盘反扣晾干备用)→洗手→脱口罩		

【注意事项】

（1）使用无菌容器时，不可污染容器盖内面、容器边缘及内面。

（2）无菌容器一经打开，使用时间不得超过 24 h。

（3）取用无菌溶液时，不可将无菌敷料、器械直接伸入瓶内蘸取，也不可将无菌敷料接触瓶口倾倒溶液。

（4）无菌持物钳只能用于夹取无菌物品，不能触及非无菌物品。

（5）无菌持物钳不能夹取无菌油纱布，防止因油粘于钳端而影响消毒效果，也不能用于换药或消毒皮肤，防止污染。

（6）如需使用无菌持物钳夹取远处的无菌物品，应同时移动无菌持物钳和浸泡容器，以免无菌持物钳在空气中暴露时间过久而被污染。

【评分标准】

无菌技术评分标准

班级：　　　　姓名：　　　　主考教师：　　　　考核日期：

项　目	无　菌　技　术	分值	扣分	扣分理由
仪表	仪表端庄，着装整洁	3		
评估，解释	评估环境，操作前 30 min 停止清扫，减少走动	2		
	评估操作台清洁、干燥	2		
操作前准备	洗手、戴口罩	3		
	根据需要准备用物，摆放顺序合理	2		
操作过程	检查各种用物的包装、有效期、质量	3		
	正确使用无菌持物钳，不污染	6		
	正确擦净治疗盘	4		
	按无菌原则打开无菌治疗巾包，不污染，不跨越无菌区	6		
	取一无菌治疗巾，三折铺于治疗盘边缘	6		
	正确打开无菌治疗碗，置于治疗盘中，无污染	6		
	正确消毒无菌溶液，正确取用溶液，无污染	6		
	正确铺无菌治疗盘，无污染，不跨越无菌区	6		
	正确戴脱无菌手套，无污染，无损坏	8		
操作后	整理用物	3		
	各项用物处理方法正确	5		
综合评价	无交叉污染	8		
	无菌治疗巾与治疗盘大小合适，整齐美观	6		
	操作中无菌观念强，不跨越无菌区	10		
提问	无菌技术的注意事项	5		
总分		100		

任务三　生命体征测量操作流程及评分标准

【操作目标】

（一）知识目标

（1）掌握生命体征的正常范围。

(2) 掌握测量生命体征的注意事项。

(3) 掌握异常生命体征的诊断及临床意义。

(4) 熟悉体温计、血压计的清洁、消毒及检查方法。

(二) 技能目标

(1) 掌握口温、肛温、腋温的测量技术。

(2) 掌握正常脉搏和绌脉的测量技术。

(3) 掌握正常呼吸和异常呼吸的测量技术。

(4) 掌握血压的测量技术。

(5) 能够正确绘制体温单。

(三) 人文关怀

(1) 做好操作前的解释工作。

(2) 操作中动作轻柔,能用语言和非语言技巧与患者沟通交流,使患者配合操作。

(3) 操作时注意患者保暖,将听诊器捂热后再接触患者。

(4) 操作后对高热、低热、高血压和低血压患者进行相关健康教育。

【操作准备】

(一) 评估患者准备

1. 治疗车上层放置 医嘱执行单、PDA、速干手消毒剂。

2. 治疗车下层放置 医疗垃圾桶、生活垃圾桶。

(二) 操作前准备

1. 治疗车上层放置 治疗盘内:体温计盒2个(一个盒内装体温计)、听诊器、血压计、纱布,必要时备棉球。治疗盘外:治疗单、PDA、速干手消毒剂。

2. 治疗车下层放置 医疗垃圾桶、生活垃圾桶。

【操作流程】

操作流程	操作步骤	要点说明	人文关怀	临床经验
评估,解释	评估环境,核对患者床号、姓名; 解释操作目的、配合方法及注意事项; 协助患者上洗手间	询问患者30 min前有无摄入过冷或过热的食物,有无进行剧烈运动,既往有无手术史等; 注意观察患者上肢活动度	向患者及其家属解释生命体征测量的目的	
用物准备	检查体温计是否完好,水银柱是否在35 ℃以下; 检查听诊器各部分是否连接紧密,传导良好; 检查血压计是否完好,平视水银柱液面最低点是否在零刻度线以上,连接紧密,放气时无气泡断裂,匀速下降	体温计刻度清晰、功能完好; 听诊器橡胶管无老化、裂痕,轻敲听诊器胸件,传导情况良好; 血压计袖带完好,橡胶管无老化、裂痕		
安置体位	取坐位或仰卧位	被测肢体应与心脏处于同一水平;坐位平第四肋,卧位平腋中线	告知患者及其家属选择该体位的目的	

续表

操作流程	操作步骤	要点说明	人文关怀	临床经验
选择部位	根据患者情况选择合适测量部位	选择患者左侧测量体温,右侧测量脉搏、呼吸、血压	告知患者及其家属选择此部位测量的目的	
测量体温	擦干汗液,将体温计水银端放于腋窝处; 指导患者夹紧体温计,体温计紧贴皮肤,屈臂过胸; 测量10 min,获得准确的测量结果	精神异常、昏迷、婴幼儿、口腔疾病、行口鼻手术或呼吸困难及不能合作者,不宜测口温; 腋下出汗多,腋下有创伤、手术伤口、炎症者,肩关节受伤或极度消瘦无法夹紧体温计者不宜测腋温; 腹泻、行直肠或肛门手术者禁忌测肛温;心肌梗死患者不宜测肛温;坐浴或灌肠者须待30 min后方可测直肠温度; 避免影响体温测量的因素。如运动、进食、冷热饮、冷热敷、洗澡		
测量脉搏	操作者将食指、中指、无名指的指腹放在桡动脉搏动处,压力大小以能清晰触及动脉搏动为宜,测量30 s,将所测得的数值乘2,即脉率; 异常脉搏、危重患者应测量1 min; 如摸不清可用听诊器听心率	绌脉测量应由两名操作者同时测量,一人听心率,另一人测脉率,由听心率者发出"起"与"停"的口令,计时1 min		
测量呼吸	护士仍保持诊脉手势,分散患者注意力,使患者处于平静呼吸的状态,观察患者胸部或腹部的起伏(一起一伏为一次呼吸,女性以胸式呼吸为主,男性和儿童以腹式呼吸为主),测量30 s,将所测得的数值乘2,即呼吸频率	危重患者呼吸微弱不易观察时,可用少许棉花置于患者鼻孔前,观察棉花纤维被吹动情况,计时1 min; 呼吸不规律者及婴儿应测1 min	告知患者测量结果	
记录数值	脉搏的记录方式: /min,如:70/min 绌脉:心率/脉率,如:100/70/min	将测量结果绘制在体温单上	告知患者测量结果	

续表

操作流程	操作步骤	要点说明	人文关怀	临床经验
缠绕袖带	卷起袖口,露出上臂,手掌向上,肘部伸直,必要时脱袖,以免袖口过紧,影响血压测量的准确性; 放妥血压计,开启水银槽; 排尽袖带内空气,将袖带橡胶管向下正对肘窝平整地缠于上臂中部,使袖带下缘距肘窝2～3 cm,松紧度以能放入一指为宜	腘动脉血压测量法:卷起裤腿,取舒适卧位(不采用屈膝仰卧位),充分暴露大腿,将袖带缠于大腿下部,其下缘距腘窝3～5 cm,将听诊器置于腘动脉搏动处,其余同肱动脉血压测量法。记录时需注明为下肢血压		有创血压测量操作流程: 首选桡动脉进行穿刺,其次是足背动脉、股动脉、肱动脉; 准备用物,核对患者床号、姓名等信息,解释操作目的; 操作者左手中指放在桡动脉搏动处,食指在其远端轻轻牵拉,在搏动最明显处进行穿刺,套管针与皮肤成30°角穿刺,成功后将套管针放低,与皮肤成10°角,再将针尖推进2 mm,固定好针芯后将外套管送入桡动脉穿刺所需深度,拔出针芯; 将2.5～5 U/mL肝素盐水装入压力袋中,并将压力袋充气至300 mmHg,连接压力传导组与肝素盐水,压力传导组排气后连接动脉导管,安装压力模块并连接压力传导组; 按压快速冲洗阀,用肝素盐水冲洗动脉导管; 固定压力换能器于患者腋中线水平,调节压力模块及测压装置三通,关闭患者端,打开大气端,对模块传感器进行校零,关闭大气端,打开患者端,监护仪上出现动脉血压数值与波形
加压,注气	先触摸肱动脉搏动,再将听诊器胸件置于肱动脉搏动最明显处; 关闭气门,均匀充气至肱动脉搏动音消失再升高20～30 mmHg	充气不可过快过猛,以免水银溢出		
缓慢放气	缓慢放气(速度约为每秒下降4 mmHg); 注意肱动脉搏动音和水银柱刻度变化,视线应与水银柱液面最低点平齐			
判断测值	当听到第一声搏动音时水银柱液面最低点所指刻度为收缩压; 当搏动音突然减弱或消失时水银柱液面最低点所指刻度为舒张压			
整理,归位	测量后排尽袖带内余气,整理袖带放入血压计盒内,将血压计右倾45°角,使水银全部流回槽内,关闭水银槽开关,平稳放置; 协助患者取舒适体位,正确解释测量结果,感谢患者配合			
记录数值	血压的记录方式:收缩压/舒张压 mmHg	如变音与消失音之间有差异时,两个读数都应记录,记录方式:收缩压/变音/消失音 mmHg,如:180/90/40 mmHg	告知患者测量结果,如血压过高,告知患者放松心情,不要紧张	

续表

操作流程	操作步骤	要点说明	人文关怀	临床经验
检查记录	先用纱布擦净体温计，正确读数；将测量结果绘制在体温单上	传染病患者的体温计应固定使用；取出后将体温计甩至35℃以下	告知患者测量结果，感谢患者合作	
整理，消毒	清理用物，整理床单位，协助患者取舒适卧位，洗手；将体温计浸泡于盛有消毒液的容器中	使用过的体温计浸泡于500 mg/L的含氯消毒液中30 min，取出冲洗干净后晾干备用；传染患者使用过的体温计浸泡于1000 mg/L的含氯消毒液中，40 min后取出晾干备用	告知患者注意事项	临床用含氯泡腾片进行消毒

【注意事项】

（1）如患者不慎咬破体温计，应立即清除玻璃碎屑以免损伤唇、舌、口腔、食管和胃肠道黏膜，再口服蛋清或牛奶以延缓水银吸收。若病情允许可服用粗纤维食物，以促进水银排出。

（2）不可用拇指诊脉，因拇指小动脉搏动较强，易与患者的脉搏相混淆。

（3）为偏瘫或肢体损伤的患者测脉率应选择健侧肢体，以免患侧肢体血液循环不良影响测量结果准确性。

（4）测量脉率时，还应注意脉搏的节律、强弱、动脉管壁的弹性等，如发现异常及时报告医生并详细记录。

（5）需长期监测血压的患者应做到"四定"：定时间、定部位、定体位、定血压计。

（6）袖带过宽过紧，测得的血压偏低；袖带过窄过松，测得的血压偏高。

（7）肱动脉血压测量位置高于心脏水平，测得的血压偏低；肱动脉血压测量位置低于心脏水平，测得的血压偏高。

（8）读数时，视线低于水银柱，测得的血压偏高；视线高于水银柱，测得的血压偏低。

（9）发现血压异常或听不清搏动音时，应重新测量。重新测量时，应先将袖带内空气排尽，水银柱降至"0"点，稍等片刻后再测量，一般连测2～3次，取其最低值，必要时可行双侧肢体血压测量对照。

【评分标准】

生命体征测量操作评分标准

班级：　　　　　姓名：　　　　　主考教师：　　　　　考核日期：

项　目	生命体征测量	分值	扣分	扣分理由
仪表	仪表端庄，着装整洁	3		
沟通技巧	表情自然，语言亲切、流畅、通俗易懂，能完整体现护理要求	2		
评估，解释	评估环境	2		
	询问、了解患者身体状况	3		
	解释操作目的，指导患者配合	2		

续表

项 目	生命体征测量	分值	扣分	扣分理由
操作前准备	洗手、戴口罩	3		
	根据病情需要准备用物	2		
操作过程	检查各项用物是否完好	10		
	协助患者取舒适体位(平卧位或端坐位)	2		
	清洁皮肤	2		
	正确使用体温计	3		
	正确测量脉搏、呼吸频率,正确读数	10		
	正确测量血压	10		
	正确取出体温计并清洁皮肤及体温计	5		
	体温计读数准确	5		
	记录正确	5		
操作后	整理用物	3		
	各项用物消毒处理方法正确	8		
综合评价	严格执行查对制度	5		
	无交叉污染	10		
提问	生命体征测量操作的注意事项,腋温、口温测量的禁忌证	5		
总分		100		

任务四 铺备用床操作流程及评分标准

【操作目标】

(一)知识目标

(1)熟悉备用床的概念。

(2)掌握铺备用床的目的。

(3)掌握铺备用床的注意事项。

(二)技能目标

(1)掌握铺备用床的方法。

(2)掌握节力原则及美观原则。

(三)人文关怀

(1)对病房内患者及其家属做好操作前的解释工作。

(2)操作中动作轻柔。

【操作准备】

1. 晨间护理车上层放置(从下到上) 枕芯、枕套、棉胎、被套、大单、床褥。

2. 晨间护理车下层放置 小桶(内装床刷)、医疗垃圾桶。

【操作流程】

操作流程	操作步骤	要点说明	人文关怀	临床经验
评估,解释	评估环境、核对床号		如病房内有其他患者,注意做好解释工作	
用物准备	准备用物→洗手→戴口罩	按从下至上顺序置于晨间护理车：枕芯、枕套、棉胎、被套、大单、床褥		
开窗,检查	携用物至床旁→打开门窗→检查床是否完好→摇平床头及床尾	有脚轮的床应先固定脚轮		
移开桌椅	移开床旁桌,距床约20 cm→将床旁椅移至床尾正中,距床约15 cm			
翻扫床垫	用纵翻法或横翻法翻转床垫→自床头至床尾清扫床垫→将床褥铺于床垫上	翻转床垫时应借助自身的体重以节省体力,避免受伤		清扫时注意节力原则,双腿分开与肩同宽
铺单,折角	取大单置于床的正中处,分别向床头、床尾、近侧、对侧展开→铺近侧床头,面向床角→右手将床头床垫托起,左手伸过床头中线将大单包压于床垫下→在距床头约30 cm处,向上提起大单边缘→将上半三角覆盖于床上,下半三角平整地压于床垫下,再将上半三角翻下塞于床垫下→转至床对侧,同法铺对侧大单	铺床时身体应靠近床,双脚前后或左右分开,成弓步,增强身体的稳定性。避免来回走动,以免降低工作效率		折叠床单时,始终保持床单纵中线在操作者的左手上

续表

操作流程	操作步骤	要点说明	人文关怀	临床经验
套被折齐				
"S"式	将被套置于距床头1/3处,被套纵中线与床纵中线对齐,分别向床尾、近侧、对侧展开→将被套开口边的上层打开约1/3宽度→将折好的棉胎置于被套开口边,棉胎底边与被套开口边平齐→将棉胎上缘中部拉至被套封口边→棉胎上缘与被套封口边紧贴→将竖折的棉胎向两边展开,与被套两边平齐→对好两上角,盖被上缘平齐床头→站至床尾,逐层拉平盖被→绑好被套系带→将盖被两侧向内折与床沿平齐,折成被筒→将盖被尾端向内折平齐床尾或压于床垫下			折叠被套时,始终保持被套纵中线在操作者的右手上,拉平被套时,采用三拉法,先拉被套下层,再拉棉胎,最后拉被套上层。将被套向内折时,为了防止拉松床单,先一手向上顶起被套,再用另一手抓起其向内折
卷筒式	被套外面向内翻转,开口边朝向床尾→将棉胎平铺于被套上,上缘与被套封口边平齐→将棉胎与被套一并自床头卷至床尾→将棉胎上缘与被套封口边紧贴→将棉胎与被套一起翻转,自床头向床尾展开,拉平,绑好被套系带,折成被筒			
套枕,放平	于床尾处或晨间护理车上套好枕套→绑好枕套系带→整理枕头,使之四角充实,放平于床尾拉至床头,枕套开口处背门,接缝向下			拍松枕头时,要拍枕头的左右两侧,而不要拍上下两侧,以防枕头越拍越紧实
桌椅归位	移回床旁桌椅→保持床单位整洁、美观→关闭门窗			

操作流程	操作步骤	要点说明	人文关怀	临床经验
整理，记录	整理用物→消毒液喷手，推治疗车回治疗室→整理用物（用消毒液擦拭治疗车）→洗手→脱口罩			

【注意事项】

（1）铺备用床应符合实用、耐用、舒适、安全、美观的原则。大单、被套、枕套均应做到平、整、紧、实、美。

（2）动作轻稳，避免抖动、拍打等动作，避免扬起灰尘。

（3）操作中遵循节力原则：调整病床至合适高度，避免操作者腰部过度弯曲或伸展，铺床时身体尽量靠近床边，上身保持直立，双腿间距与肩同宽，双膝稍弯曲，双脚前后或左右分平，有助于扩大支持面，增强身体稳定性，既省力，又能适应不同方向操作，降低重心，利用肘部力量，动作平稳有节律，连续操作，避免无效动作。

【评分标准】

铺备用床操作评分标准

班级：　　　　姓名：　　　　主考教师：　　　　考核日期：

项　目	铺　备　用　床	分值	扣分	扣分理由
仪表	仪表端庄，着装整洁	3		
沟通技巧	表情自然，语言亲切、流畅、通俗易懂，能完整体现护理要求	2		
评估，解释	评估环境	2		
	评估病房内有无其他患者治疗、进食	2		
	如病房内有其他患者时，应做好解释	2		
操作前准备	洗手、戴口罩	3		
	根据患者需要准备用物，摆放顺序合理	3		
操作过程	打开门窗	2		
	检查床的完好度，摇平病床	2		
	移开床旁桌和床旁椅	3		
	反转床垫，清扫床垫，铺好床褥	8		
	正确铺好大单，折角方法正确，纵中线对齐，大单平整无皱褶	10		
	正确铺好被套，套好棉胎，被头紧实	10		
	被筒纵中线对齐，大单平整无皱褶，绑好系带	10		
	正确套好枕套，四角充实，绑好系带，开口处背门	8		
	移回床旁桌和床旁椅，关闭门窗	3		
操作后	整理用物	3		
	各项用物清洗、消毒处理	5		

续表

项　目	铺　备　用　床	分值	扣分	扣分理由
综合评价	无交叉污染	6		
	床单位整洁美观、平整紧实	8		
提问	铺备用床操作的注意事项	5		
总分		100		

任务五　铺暂空床操作流程及评分标准

【操作目标】

(一)知识目标

(1)熟悉暂空床的概念。

(2)掌握铺暂空床的目的。

(3)掌握铺暂空床的注意事项。

(二)技能目标

(1)掌握铺暂空床的方法。

(2)掌握节力原则及美观原则。

(三)人文关怀

(1)对病房内患者及其家属做好操作前的解释工作。

(2)操作中动作轻柔。

【操作准备】

1. 晨间护理车上层放置(从下到上)　枕芯、枕套、棉胎、被套、一次性医用垫单、大单、床褥。

2. 晨间护理车下层放置　小桶(内装床刷)、医疗垃圾桶。

【操作流程】

操作流程	操作步骤	要点说明	人文关怀	临床经验
评估,解释	评估环境、核对床号	注意观察有无患者在进食或治疗	如果病房有其他患者,注意做好解释工作	
用物准备	准备用物→洗手→戴口罩	按从下至上顺序置于晨间护理车上:枕芯、枕套、棉胎、被套、一次性医用垫单、大单、床褥		
开窗,检查	携用物至床旁→打开门窗→检查床是否完好→摇平床头及床尾	有脚轮的床应先固定脚轮		
移开桌椅	移开床旁桌,距床约20 cm→将床旁椅移至床尾正中,距床约15 cm			

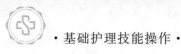

续表

操作流程	操作步骤	要点说明	人文关怀	临床经验
翻扫床垫	用纵翻法或横翻法翻转床垫→自床头至床尾清扫床垫→将床褥铺于床垫上	翻转床垫时应借助自身的体重以节省体力,避免受伤		清扫时注意节力原则,双腿分开与肩同宽
铺单,折角	取大单置于床的正中处,分别向床头、床尾、近侧、对侧展开→铺近侧床头,面向床角→右手将床头床垫托起,左手伸过床头中线将大单包压于床垫下→在距床头约30 cm处,向上提起大单边缘将上半三角覆盖于床上,下半三角平整地压于床垫下,再将上半三角翻下压于床垫下→转至床对侧,同法铺对侧大单	铺床时身体应靠近床,双脚前后或左右分开,成弓步,增强身体的稳定性。避免来回走动,以免降低工作效率		折叠床单时,始终保持床单纵中线在操作者的左手上
酌情铺单	根据病情需要铺一次性医用垫单:将一次性医用垫单置于床上,上缘距床头45~50 cm,纵中线与床纵中线平齐→拉紧垫单边缘下垂部分,平整地压于床垫下→转至对侧,同法拉紧垫单	如无一次性医用垫单,可改用橡胶单和中单:将橡胶单放于床上,上缘距床头45~50 cm,纵中线与床纵中线平齐→取中单以同法铺在橡胶单上→拉紧两单边缘下垂部分,平整地压于床垫下→转至对侧,同法拉紧两单		根据病情需要,可在床头和床中部各铺一块一次性医用垫单
套被折齐					
"S"式	将被套置于距床头1/3处,被套纵中线与床纵中线对齐,分别向床尾、近侧、对侧展开→将被套开口边的上层打开约1/3宽度→将折好的棉胎置于被套开口边,棉胎底边与被套开口边平齐→将棉胎上缘中部拉至被套封口边→棉胎上缘与被套封口边紧贴→竖折的棉胎向两边展开,与被套两边平齐→对好两上角,盖被上缘平齐床头→站至床尾,逐层拉平盖被→绑好被套系带→将盖被两侧向内折与床沿平齐,折成被筒→将盖被尾端向内折叠平齐床尾或压于床垫下→将盖被头端向内折1/4→扇形三折于床尾,并使各层平齐	改备用床为暂空床时,可直接将盖被头端向内折1/4,扇形三折于床尾		折叠被套时,始终保持被套纵中线在操作者的右手上。拉平被套时,采用三拉法,先拉被套下层,再拉棉胎,最后拉被套上层。将被套向内折时,为了防止拉松床单,先一手向上顶起被套,再用另一手抓起其向内折

续表

操作流程	操作步骤	要点说明	人文关怀	临床经验
卷筒式	被套外面向内翻转,开口边朝向床尾→将棉胎平铺于被套上,上缘与被套封口边平齐→将棉胎与被套一并自床头卷至床尾→将棉胎上缘与被套封口边紧贴→将棉胎与被套一起翻转,自床头向床尾展开,拉平,绑好被套系带,折成被筒→将盖被尾端向内折叠齐床尾或压于床垫下→将盖被头端向内折1/4→扇形三折于床尾,并使各层平齐	改备用床为暂空床时,可直接将盖被头端向内折1/4,扇形三折于床尾		
套枕,放平	于床尾处或晨间护理车上套好枕套→绑好枕套系带→整理枕头,平放于床头,枕套开口处背门			拍松枕头时,要拍枕头的左右两侧,而不要拍上下两侧,以防枕头越拍越紧实
桌椅归位	移回床旁桌椅→保持床单位整洁、美观			
整理,记录	整理用物→用消毒液喷手,推治疗车回治疗室→整理用物(大单、被套、枕套统一清洗、消毒,用消毒液擦拭治疗车)→洗手→脱口罩			

【注意事项】

(1) 铺暂空床应符合实用、耐用、舒适、安全、美观的原则。大单、被套、枕套均应做到平、整、紧、实、美。

(2) 动作轻稳,避免抖动、拍打等动作,以免扬起灰尘。

(3) 橡胶单及中单按患者病情需要放置。

(4) 暂空床应便于患者离床活动。

(5) 操作中遵循节力原则:调整病床至合适高度,避免操作者腰部过度弯曲或伸展,铺床时身体尽量靠近床边,上身保持直立,双腿间距与肩同宽,双膝稍弯曲,双脚前后或左右分平,有助于扩大支持面,增强身体稳定性,既省力,又能适应不同方向操作,降低重心,利用肘部力量,动作平稳有节律,连续操作,避免无效动作。

【评分标准】

铺暂空床操作评分标准

班级：　　　　姓名：　　　　主考教师：　　　　考核日期：

项　目	铺　暂　空　床	分值	扣分	扣分理由
仪表	仪表端庄，着装整洁	3		
沟通技巧	表情自然、语言亲切、流畅、通俗易懂，能完整体现护理要求	2		
评估，解释	评估环境	2		
	评估病房内有无其他患者治疗、进食	2		
	如病房内有其他患者时，应做好解释工作	2		
操作前准备	洗手、戴口罩	3		
	根据患者需要准备用物，摆放顺序合理	3		
操作过程	打开门窗	2		
	检查床的完好度，摇平病床	2		
	移开床旁桌和床旁椅	3		
	反转床垫，清扫床垫，铺好床褥	8		
	正确铺好大单，折角方法正确，纵中线对齐，大单平整无皱褶	8		
	根据患者病情正确铺好橡胶单或一次性医用垫单，平整无皱褶	6		
	正确铺好被套，套好棉胎，被头紧实	8		
	被筒中线对齐，绑好系带，扇形三折于床尾，各层平整	8		
	正确套好枕套，四角充实，绑好系带，开口处背门	8		
	移回床旁桌和床旁椅，关闭门窗	3		
操作后	整理用物	3		
	各项用物清洗、消毒处理	5		
综合评价	无交叉污染	6		
	床单位整洁美观、平整紧实	8		
提问	铺暂空床操作的注意事项	5		
总分		100		

任务六　铺麻醉床操作流程及评分标准

【操作目标】

（一）知识目标

（1）熟悉麻醉床的概念。

（2）掌握铺麻醉床的目的。

（3）掌握铺麻醉床的注意事项。

（二）技能目标

（1）掌握铺麻醉床的方法。

（2）掌握节力原则及美观原则。

（三）人文关怀

（1）对病房内患者及其家属做好操作前的解释工作。

（2）操作中动作轻柔。

【操作准备】

1. 晨间护理车上层放置(从下到上) 枕套、被套、一次性医用垫单、大单。

2. 麻醉护理盘 内置张口器、舌钳、压舌板、通气导管、牙垫、治疗碗、镊子、输氧管、吸痰管、纱布、血压计、听诊器、棉签、胶布、手电筒、胃肠减压器。

3. 治疗车下层放置 小桶(内装床刷)、医疗垃圾桶。

【操作流程】

操作流程	操作步骤	要点说明	人文关怀	临床经验
评估,解释	评估环境、核对患者床号、姓名	注意观察有无其他患者在进食或治疗	如果病房内有其他患者,注意做好解释工作	
用物准备	准备用物→洗手→戴口罩	按从下至上顺序放于晨间护理车上:枕套、被套、一次性垫单、大单		
开窗,检查	携用物至床旁→打开门窗→检查床是否完好→摇平床头及床尾	有脚轮的床应先固定脚轮		
移开桌椅	移开床旁桌,距床约20 cm→床旁椅移至床尾正中,距床约15 cm			
拆除原物	拆除原有枕套、被套、大单等,放入污物袋内			
翻扫床褥	按从下至上顺序将枕芯、棉胎置于床尾椅上→清扫从床头至床尾床褥正面→用纵翻法或横翻法翻转床褥→从床头至床尾清扫床褥反面	翻转床褥时应借助自身的体重以节省体力,避免受伤		清扫时注意按照节力原则,双腿分开与肩同宽
铺单,折角	取大单置于床的正中处,分别向床头、床尾、近侧、对侧展开→铺近侧床头,面向床角→右手将床头床垫托起,左手伸过床头中线将大单包压于床垫下→在距床头约30 cm处,向上提起大单边缘→将上半三角覆盖于床上,下半三角平整地压于床垫下,再将上半三角翻下塞于床垫下→转至床对侧,同法铺对侧大单	铺床时身体应靠近床,双脚前后或左右分开,成弓步,增强身体的稳定性。避免来回走动,以免降低工作效率		折叠床单时,始终保持床单纵中线在操作者的左手上

续表

操作流程	操作步骤	要点说明	人文关怀	临床经验
铺橡胶单	铺一次性医用垫单：将一次性医用垫单置于床上，上缘距床头45~50 cm，纵中线与床纵中线平齐→拉紧垫单边缘下垂部分平整地压于床垫下→取另一次性医用垫单置于床上，上缘平齐床头，下缘压在边缘下垂部分一起拉紧平整地压于入床垫下→转至床对侧，同法铺对侧大单、中部一次性医用垫单和中单、床头一次性医用垫单和中单	如无一次性医用垫单，可改用橡胶单和中单：将橡胶单放于床上，上缘距床头45~50 cm，纵中线与床纵中线平齐→取中单以同法铺在橡胶中单上→两单边缘下垂部分一起拉紧平整地压于床垫下→取另一橡胶单和中单放于床上，上缘平齐床头，下缘压在边缘下垂部分一起拉紧平整地压于床垫下→转至床对侧，同法铺对侧大单、床头橡胶单和中单		一般手术，床头和床中部各铺一块一次性医用垫单；下肢手术，应在床中部和床尾各铺一块一次性医垫单
套被折齐				
"S"式	将被套置于距床头1/3处，被套纵中线与床纵中线对齐，分别向床尾、近侧、对侧展开→将被套开口边的上层打开约1/3宽度→将折好的棉胎置于被套开口处，棉胎底边与被套开口边平齐→将棉胎上缘中部拉至被套封口处→棉胎上缘与被套封口边紧贴→将竖折的棉胎向两边展开，与被套两边平齐→对好两上角，盖被上缘平齐床头→站至床尾，逐层拉平盖被→绑好套系带→将盖被两侧向内折与床沿平齐，折成被筒→将盖被尾端向内折与床尾平齐或压于床垫下→向内或向外横向折叠与床尾平齐→将盖被纵向三折叠于一侧床边，开口处向门			折叠被套时，始终保持被套纵中线在操作者的右手上。拉平被套时，采用三拉法，先拉被套下层，再拉棉胎，最后拉被套上层；将被套向内折时，为了防止拉松床单，先一手向上顶起被套，再用另一手抓起其向内折

续表

操作流程	操作步骤	要点说明	人文关怀	临床经验
卷筒式	被套外面向内翻转,开口边朝向床尾→将棉胎平铺于被套上,上缘与被套封口边平齐→将棉胎与被套一并自床头卷至床尾→将棉胎上缘与被套封口边紧贴→将棉胎与被套一起翻转,自床头向床尾展开,拉平,绑好被套系带,折成被筒→将盖被尾端向内折叠与床尾平齐或压于床垫下→向内或向外横向折叠与床尾对齐→将盖被纵向三折叠于一侧床边,开口处向门			
套枕,放平	于床尾处或晨间护理车上套好枕套→绑好枕套系带→整理枕头,平放于床头,枕头开口处背门			拍松枕头时,要拍枕头的左右两侧,而不要拍上下两侧,以防枕头越拍越紧实
桌椅归位	移回床旁桌→移床旁椅置于盖被折叠侧			
置盘整理	将麻醉护理盘置于床旁桌上,其他用物按需放置→整理用物→用消毒液喷手,推治疗车回治疗室→整理用物(大单、被套、枕套统一清洗、消毒,用消毒液擦拭治疗车)→洗手→脱口罩			

【注意事项】

(1) 铺麻醉床应符合实用、耐用、舒适、安全、美观的原则。大单、被套、枕套均应做到平、整、紧、实、美。

(2) 动作轻稳,避免抖动、拍打等动作,以免扬起灰尘。

(3) 应换上清洁被单,保证术后患者舒适并预防感染。

(4) 橡胶单及中单按患者术后需要放置。

(5) 护理术后患者所需用物应齐全,以便必要时护理和实施抢救。

(6) 操作中遵循节力原则:调整病床至合适高度,避免操作者腰部过度弯曲或伸展,铺床时身体尽量靠近床边,上身保持直立,双腿间距与肩同宽,双膝稍弯曲,双脚前后或左右分平,有助于扩大支持面,增强身体稳定性,既省力,又能适应不同方向操作,降低重心,利用肘部力量,动作平稳有节律,连续操作,避免无效动作。

【评分标准】

铺麻醉床操作评分标准

班级：　　　　　姓名：　　　　　主考教师：　　　　　考核日期：

项目	铺麻醉床	分值	扣分	扣分理由
仪表	仪表端庄，着装整洁	3		
沟通技巧	表情自然，语言亲切、流畅、通俗易懂，能完整体现护理要求	2		
评估，解释	评估环境	2		
	评估病房内有无其他患者治疗、进食	2		
	如果病房内有其他患者，应做好解释工作	2		
操作前准备	洗手、戴口罩	3		
	根据患者需要准备用物，摆放顺序合理	3		
操作过程	打开门窗	2		
	检查床的完好度，摇平病床	2		
	移开床旁桌和床旁椅	3		
	反转床垫、清扫床垫，铺好床褥	8		
	正确铺好大单，折角方法正确，纵中线对齐，大单平整无皱褶	8		
	根据患者手术部位正确铺好橡胶单或一次性医用垫单，平整无皱褶	6		
	正确铺好被套，套好棉胎，被头紧实	8		
	被筒中线对齐，绑好系带，纵向三折于一侧床边，开口背门	8		
	正确套好枕套，四角充实，绑好系带，开口处背门，横立于床头	8		
	移回床旁桌、床旁椅于盖被折叠侧，麻醉护理盘置于床旁桌上	3		
操作后	整理用物	3		
	各项用物清洗、消毒处理	5		
综合评价	无交叉污染	6		
	床单位整洁美观、平整紧实	8		
提问	铺麻醉床操作的注意事项	5		
总分		100		

任务七　卧床患者更换床单操作流程及评分标准

【操作目标】

（一）知识目标

（1）掌握卧床患者更换床单的目的。

（2）掌握卧床患者更换床单的注意事项。

（二）技能目标

（1）掌握卧床患者更换床单的方法。

（2）掌握卧床患者更换床单的节力原则。

（三）人文关怀

（1）做好操作前的解释工作。

（2）操作中动作轻柔，能用语言和非语言技巧与患者沟通交流。

（3）操作后对患者及其家属进行正确、全面的健康教育。

【操作准备】

1. 晨间护理车上层放置（从下到上） 大单、中单或一次性医用垫单、被套、枕套。

2. 治疗车下层放置 小桶（内装床刷）、医疗垃圾桶。

【操作流程】

操作流程	操作步骤	要点说明	人文关怀	临床经验
评估，解释	评估环境、核对床号		如果病房有其他患者，注意做好解释工作	注意观察有无其他患者在进食或治疗
用物准备	准备用物；洗手、戴口罩	按从下至上顺序放于晨间护理车上：枕套、被套、中单或一次性医用垫单、大单		
检查，解释	携用物至床旁→关闭门窗→检查床是否完好→摇平床头及床尾	有脚轮的床应先固定脚轮		
移开桌椅	移开床旁桌，距床约20 cm→床旁椅移至床尾正中，距床约15 cm→将所有用物放在床尾椅上	按照晨间护理车上摆放顺序放置		
协助翻身	松开床尾盖被→拉起对侧床栏→将枕头移至对侧→协助患者翻身侧卧于对侧	如患者可以自行翻身，协助其侧卧于对侧；如患者不能自行翻身，运用体位转换技术使患者侧卧于对侧；注意给患者保暖		
铺单，折角	松开大单及橡胶单、中单→将中单向内卷至患者身下→用床刷扫净橡胶单，搭于患者身上→将大单内卷置于患者身下→用床刷扫净床褥→取清洁大单置于床的正中处，分别向床头、床尾展开→右手将床头床垫托起，左手伸过床头中线将大单包压于床垫下→在距床头约30 cm处，向上提起大单边缘→将上半三角覆盖于床上，下半三角平整地压于床垫下，再将上半三角翻下压于床垫下→转至床尾，同法折角	卷曲中单和大单时注意污面向内；铺床时操作者身体应靠近床，双脚前后或左右分开，成弓步，增强身体的稳定性。避免来回走动，以免降低工作效率		清扫时注意遵循节力原则，双腿分开与肩同宽；折叠床单时，始终保持床单中线在操作者的左手上

·基础护理技能操作·

续表

操作流程	操作步骤	要点说明	人文关怀	临床经验
协助翻身	拉起近侧床栏→将枕头移至近侧→协助患者翻身侧卧于近侧→放下对侧床栏	如患者可以自行翻身,协助其侧卧于对侧;如患者不能自行翻身,运用体位转换技术使患者侧卧于对侧;注意给患者保暖		
铺单,折角	松开大单及橡胶单、中单→取出污染中单放入污衣袋内→扫净橡胶单,搭于患者身上→取出污染大单放入污衣袋内→同法依次铺好清洁大单、橡胶单、中单			清扫时注意遵循节力原则,双腿分开与肩同宽
更换被套	将枕头移至中间,协助患者取平卧位→在污被套内将棉胎折叠成"S"形并取出放于晨间护理车上→将清洁被套端平齐于床尾放置,被套纵中线与床纵中线对齐,分别向床尾、近侧、对侧展开→将被套开口端的上层打开约1/3宽度→将折好的棉胎置于被套开口处,底边与被套开口边平齐→将棉胎上缘中部拉至被套封口处→棉胎上缘与被套封口边紧贴→将竖折的棉胎向被套两边展开,与被套平齐→对好两上角,盖被上缘与污被套平齐→撤出污被套,置于污衣袋中→站至床尾,逐层拉平盖被→绑好被套系带→将盖被的两侧向内折与床沿平齐,折成被筒→将盖被尾端向内折叠齐床尾或压于床垫下			折叠被套时,始终保持被套纵中线在操作者的右手上。拉平被套时,采用三拉法,先拉被套下层,再拉棉胎,最后拉被套上层。将被套向内折时,为了防止拉松床单,先一手向上顶起被套,再用另一手抓起其向内折
套枕,放平	一手托起患者头部,另一手撤枕头至床尾椅上→取下污枕套,放于污物袋中→更换清洁枕套→整理枕头,使之四角充实,枕头开口处背门,接缝向下→一手托起患者头部,另一手将枕头置于患者头下			拍松枕头时,要拍枕头的左右两侧,而不要拍上下两侧,以防枕头越拍越紧实
桌椅归位	移回床旁桌椅→保持床单位整洁、美观			

续表

操作流程	操作步骤	要点说明	人文关怀	临床经验
整理,记录	整理用物,开窗通风→用消毒液喷手,推治疗车回治疗室→整理用物(大单、被套、枕套统一清洗、消毒,用消毒液擦拭治疗车)→洗手→脱口罩			

【注意事项】

(1) 铺床应符合实用、耐用、舒适、安全、美观的原则。大单、被套、枕套均应做到平、整、紧、实、美。

(2) 动作轻稳,避免抖动、拍打等动作,避免扬起灰尘。

(3) 更换大单、被套时注意为患者保暖和防止其意外坠床。

(4) 操作中遵循节力原则:调整病床至合适高度,避免操作者腰部过度弯曲或伸展,铺床时身体尽量靠近床边,上身保持直立,双腿间距与肩同宽,双膝稍弯曲,双脚前后或左右分开,有助于扩大支持面,增强身体稳定性,既省力,又能适应不同方向操作,降低重心,利用肘部力量,动作平稳有节律,连续操作,避免无效动作。

【评分标准】

卧床患者更换床单操作评分标准

班级:　　　　姓名:　　　　主考教师:　　　　考核日期:

项　目	卧床患者床更换床单	分值	扣分	扣分理由
仪表	仪表端庄,着装整洁	3		
沟通技巧	表情自然,语言亲切、流畅、通俗易懂,能完整体现护理要求	2		
评估,解释	评估环境	2		
	评估病房内有无其他患者治疗、进食	2		
	如病房内有其他患者时,应做好解释工作	2		
操作前准备	洗手、戴口罩	3		
	根据患者需要准备用物,摆放顺序合理	3		
操作过程	打开门窗,移开床旁桌、床尾椅	2		
	检查床的完好度,摇平病床	2		
	移开床旁桌和床旁椅	3		
	松开床尾盖被,协助患者翻身侧卧于对侧	6		
	正确铺好近侧大单、中单,折角方法正确	6		
	拉起近侧床栏,协助患者翻身侧卧于近侧	6		
	正确铺好对侧大单、中单,折角方法正确	6		
	在污被套内将棉胎折叠成"S"形并取出置于晨间护理车上	5		
	正确铺好被套,套好棉胎,被头紧实	6		
	被筒纵中线对齐,大单平整无皱褶,绑好系带	5		
	正确套好枕套,四角充实,绑好系带,开口处背门	5		
	移回床旁桌和床旁椅,关闭门窗	3		
操作后	整理用物	3		
	各项用物清洗、消毒处理	6		

续表

项　目	卧床患者床更换床单	分值	扣分	扣分理由
综合评价	无交叉污染	6		
	床单位整洁美观、平整紧实	8		
提问	卧床患者更换床单操作的注意事项	5		
总分		100		

任务八　协助患者移向床头操作流程及评分标准

【操作目标】

（一）知识目标

（1）掌握协助患者移向床头的目的。

（2）掌握协助患者移向床头的注意事项。

（二）技能目标

（1）掌握协助患者移向床头的方法。

（2）掌握协助患者移向床头的节力原则。

（三）人文关怀

（1）做好操作前的解释工作。

（2）操作中动作轻柔，能用语言和非语言技巧与患者沟通交流。

（3）操作后对患者及其家属进行正确、全面的健康教育。

【操作准备】

1. 治疗车上层放置　软枕一个。

2. 治疗车下层放置　医疗垃圾桶、生活垃圾桶。

【操作流程】

操作流程	操作步骤	要点说明
评估解释	评估患者的意识状态、体重、身体下移的情况及需向床头移动的距离； 评估患者有无输液、引流管、石膏或夹板固定； 告知患者操作目的、配合方法及注意事项	有输液者，先摆放输液肢体于胸前； 有引流管者，先将引流袋放在合适的位置； 有石膏或夹板固定者，应注意保护肢体
检查固定	检查病床是否完好→摇平床头及床尾→检查各种引流管是否安置妥当→将枕头横立于床头，避免撞伤患者头部	有脚轮的床应先固定脚轮
一人协助患者移向床头法：适用于生活可以自理、体重较轻的患者		
安置体位	患者仰卧屈膝，双手拉住床栏	必要时将盖被折叠至床尾或一侧
操作者姿势	操作者靠近床侧，双腿适当分开→一手托住患者肩背部，另一手托住患者膝部；或操作者靠近床侧，双腿适当分开→一手托住患者肩部，另一手托住患者臀部	

续表

操作流程	操作步骤	要点说明
移向床头	在操作者抬起患者的同时,嘱患者双脚蹬床面,使其上移	指导患者与操作者同时用力;移动后检查各种引流管是否脱落、移位、扭曲、受压;检查输液管道是否通畅
整理归位	一手托起患者头部,另一手将枕头置于患者头下→按需要抬高患者床头→协助患者取舒适卧位→整理床单位	
两人协助患者移向床头法:适用于生活可以自理、体重较重的患者		
安置体位	患者仰卧屈膝	
操作者姿势	两名操作者分别站于床的两侧→两人双手相连,手指相互交叉→托住患者颈肩部和臀部;或两名操作者站于同侧→一人托住患者颈肩及腰部,另一人托住臀部及腘窝部	
移向床头	两名操作者同时用力,协调地将患者抬起,移向床头	指导患者与操作者同时用力;移动后检查患者各种引流管是否脱落、移位、扭曲、受压;检查患者输液管道是否通畅
整理归位	一手托起患者头部,另一手将枕头置于患者头下→按需要抬高患者床头→协助患者取舒适卧位→整理床单位→洗手→脱口罩	

【注意事项】

(1) 注意遵循节力原则,两名操作者的动作应协调统一。

(2) 操作者移动患者时动作应轻稳,避免对患者有拖、拉、推等动作,防止擦伤患者皮肤或导致关节脱位。

【评分标准】

协助患者移向床头操作评分标准

班级:　　　　　姓名:　　　　　主考教师:　　　　　考核日期:

项　目	协助患者移向床头	分值	扣分	扣分理由
仪表	仪表端庄,着装整洁	3		
沟通技巧	表情自然,语言亲切、流畅、通俗易懂,能完整体现护理要求	2		
评估解释	评估环境	2		
	评估患者意识、身体下移情况,有无各种管道	5		
	解释操作目的,指导患者配合	3		
操作前准备	洗手、戴口罩	3		
	根据医嘱准备用物	2		
	备齐用物,放置合理	2		
操作过程	检查病床是否完好	3		
	摇平床头及床尾	2		
	检查各种引流管是否安置妥当	5		
	将枕头横立于床头	3		

续表

项　目	协助患者移向床头	分值	扣分	扣分理由
操作过程	协助患者仰卧屈膝,双手拉住床栏	3		
	操作者靠近床侧,双腿分开	3		
	一手托住患者肩背部	5		
	另一手托住患者膝部或臀部	5		
	在操作者抬起患者时,嘱患者双脚蹬床面,使其上移	5		
	一手托起患者头部,另一手将枕头置于患者头下	5		
	按需要抬高患者床头	3		
	检查患者各种引流管是否脱落、移位、扭曲、受压	5		
	检查患者输液管道是否通畅	5		
操作后	使用后物品整理,整理床单位	3		
	指导患者移向床头的注意事项	3		
评价	严格执行查对制度	5		
	遵循节力原则,动作协调	5		
	严格防止擦伤患者皮肤或导致患者关节脱位	5		
提问	协助患者移向床头操作的注意事项	5		
总分		100		

任务九　口服给药操作流程及评分标准

【操作目标】

(一)知识目标

(1)熟悉口服给药的概念。

(2)掌握口服给药的目的。

(3)掌握口服给药的注意事项。

(4)掌握特殊药物口服给药的方法。

(二)技能目标

(1)掌握口服给药技术。

(2)能根据药物剂型,选择合适的服药方法。

(三)人文关怀

(1)做好操作前的解释工作。

(2)操作中动作轻柔,能用语言和非语言技巧与患者沟通交流。

(3)操作后对患者及家属进行正确、全面的健康教育。

【操作准备】

发药车上层放置　发药盘、药物、一次性小药杯、服药单、量杯、药匙、滴管、研钵、无菌纱布、一次性治疗巾、水壶(内装温开水)、速干手消毒剂,必要时备吸管。

【操作流程】

操作流程	操作步骤	要点说明	人文关怀	临床经验
评估,解释	评估环境(安静、整洁、舒适、安全),核对患者床号、姓名	评估患者意识	告知口服给药的目的、方法、注意事项及配合要点	
用物准备	准备用物(根据医嘱准备药物);洗手、戴口罩			
正确取药	固体药:用药匙取;粉剂、含化片:放入一次性小药杯内;水剂药:用量杯取药。先将药物摇匀,再一手持药瓶,瓶签向掌心,倒药物至所需刻度,再倒入小药瓶内;油剂、滴剂药:取药量不足 1 mL 时,1 mL 按 15 滴计算,在药杯内倒入少量温开水,用滴管吸取药物,滴药时滴管稍倾斜,使药量准确	量取水剂药物时,保证计量刻度与视线平行,以保证计量准确;量取完水剂药液后,用无菌纱布擦净瓶口,盖好瓶盖,放回原处		为了防止药物混装及无法辨认药物有效期,临床上严禁将口服药倒入敞口玻璃药瓶中,药物应装入原包装瓶中;对于某些限制开具数量的药物,药房会在药袋外注明药物名称、规格、剂量、有效期等,病房不能擅自更换药物外包装
严格查对	摆药完毕,物归原处→并严格核对医嘱与服药单→发药前由另一名操作者再次核对,准确无误后推至患者床旁			
协助服药	再次核对患者的床号、姓名→将发药盘及温开水端至患者床旁→协助患者取舒适体位→协助患者服药→确认患者服药			
整理,消毒	整理床单位,协助患者取舒适卧位→速干手消毒剂喷手→推发药车回治疗室→整理用物(收回一次性小药杯,用消毒液擦拭发药车、发药盘,发药盘反扣晾干备用)→洗手→脱口罩			

【注意事项】

(1) 严格执行查对制度,不能同时取出两位患者的药物,确保患者用药安全。

（2）发药前应了解患者的有关情况，如患者不在病房或因故暂时不能服药，则不能向其分发药物，同时应做好交接班。

（3）发药时若患者提出疑问，操作者应认真听取，重新核对，确认无误后耐心解释。

（4）观察患者服药后的治疗效果和不良反应，有异常情况及时与医生联系，酌情处理。

【评分标准】

口服给药操作评分标准

班级：　　　　　姓名：　　　　　主考教师：　　　　　考核日期：

项目	口服给药	分值	扣分	扣分理由
仪表	仪表端庄，着装整洁	3		
沟通技巧	表情自然，语言亲切、流畅、通俗易懂，能完整体现护理要求	2		
评估，解释	评估环境	2		
	询问、了解患者情况	3		
	解释操作目的，指导患者配合	2		
操作前准备	洗手、戴口罩	3		
	根据医嘱准备用物	10		
	备齐用物，放置合理	3		
操作过程	根据不同药物剂型正确取药	8		
	根据医嘱摆放药物，核对无误	8		
	发药前再次核对医嘱无误后推至患者床旁	5		
	再次核对患者床号、姓名	3		
	协助患者取舒适体位	3		
	将发药盘及温开水端至患者床旁	5		
	协助患者服药，确认患者服药后离开	10		
操作后	整理用物	3		
	指导患者口服药的注意事项	6		
评价	严格执行查对制度	8		
	严格执行无菌操作	5		
	无交叉污染	3		
提问	口服给药操作的注意事项	5		
总分		100		

任务十　静脉注射操作流程及评分标准

【操作目标】

（一）知识目标

（1）掌握静脉注射的目的。

（2）掌握静脉注射的部位。

（3）掌握静脉注射的注意事项。

（二）技能目标

（1）掌握常用静脉注射部位。

（2）掌握静脉注射方法。

（三）人文关怀

（1）做好操作前的解释工作。

（2）操作中动作轻柔，能用语言和非语言技巧与患者沟通交流。

（3）操作后对患者及其家属进行正确、全面的健康教育。

【操作准备】

（一）评估患者准备

1. 治疗车上层放置　医嘱执行单、PDA、速干手消毒剂。

2. 治疗车下层放置　医疗垃圾桶、生活垃圾桶。

（二）操作前准备

1. 治疗车上层放置　治疗盘内：碘伏、棉签、敷贴、止血带、纱布、砂轮、根据医嘱选择合适的注射器、备用针头、输液瓶贴、药物、小垫枕、治疗巾。

治疗盘外：弯盘、治疗单、PDA、速干手消毒剂。

2. 治疗车下层放置　医疗垃圾桶、生活垃圾桶、利器盒、输液架、夹板或绷带（必要时备用）。

【操作流程】

操作流程	操作步骤	要点说明	人文关怀
评估,解释	评估环境(安静、整洁、舒适、安全),核对患者床号、姓名等	评估患者合作程度；查看血管情况	告知患者静脉注射目的、方法、注意事项及配合要点
患者准备	协助患者上洗手间；协助患者取舒适体位		
用物准备	准备用物(根据医嘱准备药物和溶液)；洗手、戴口罩	检查棉签、注射器时要注意是否在有效期内、有无漏气；检查药物质量(四无:无变色、无浑浊、无絮状物、无沉淀)	
核对医嘱	核对并转抄医嘱		
准备药物	再次核对药物→将安瓿顶端药物弹至体部→用碘伏棉签消毒安瓿颈部→用砂轮在安瓿颈部划一锯痕→用碘伏棉签再次消毒安瓿颈部→用无菌纱布包裹安瓿颈部并掰断→按无菌原则抽吸药物并加入溶液内(保留安瓿,若注射器毁形时手被污染应及时用速干消毒剂喷手)→核对无误后操作者签名并标明时间→取下注射器针头→将头皮针头与注射器连接	打开注射器,将针尖斜面与针筒刻度相反,检查注射器针头有无钩、有无锈、有无弯曲,抽动活塞,检查注射器有无漏气	
初步排气	携用物至患者床旁→再次核对→排尽注射器内空气	初步排气原则上不能排出药物	

续表

操作流程	操作步骤	要点说明	人文关怀
皮肤消毒	选择穿刺部位→在穿刺侧肢体下垫治疗巾和小垫枕→嘱患者握拳,在穿刺点上方6 cm处系止血带→松开止血带,嘱患者松拳→以穿刺点为中心,消毒穿刺部位皮肤,消毒范围必须大于5 cm×5 cm→准备敷贴→再次消毒穿刺部位皮肤→系止血带→反方向消毒皮肤	首次消毒沿顺时针方向消毒,再次消毒沿逆时针方向消毒;消毒时棉签旋转消毒;止血带打结处应靠近操作者右侧,以免操作时跨越无菌区	
核对排气	再次核对患者信息→再次排气至液体滴出→取下护针帽		
静脉穿刺	嘱患者握拳,一手拇指绷紧并固定静脉下端皮肤,一手持针柄→使针尖斜面向上并与皮肤成15°~30°角进针,见回血后再将针头沿血管方向潜行少许→穿刺成功后松开止血带,打开流量调节器,嘱患者松拳	穿刺前安慰患者,消除其紧张情绪	
固定针头	用敷贴依次固定针柄、针梗	取出止血带、小垫枕、治疗巾	
缓慢注入	根据患者年龄、病情、药物性质缓慢注入药物	注射过程中,观察患者局部及全身反应,如有不适,应立即停止注射	
拔针,按压	推注完毕,揭去针柄与头皮针管处输液贴,并对折贴于头皮针下段输液管上→轻压穿刺点上方→迅速拔针→按压片刻至无出血		
整理,记录	整理床单位,协助患者取舒适卧位→用速干手消毒剂喷手→推治疗车回治疗室、核对安瓿、整理用物(医疗垃圾、生活垃圾分类放置,由医院感染管理科统一回收处理,用消毒液擦拭治疗车、治疗盘,治疗盘反扣晾干备用)→洗手→脱口罩→签字		

【注意事项】

(1)注射时应选择粗直、弹性好、不易滑动的静脉。如需长期静脉给药者,应由远心端到近心端进行注射。

（2）根据患者病情及注射药物的性质,掌握注入药物的速度,并随时询问患者感受,观察其体征及病情变化。

（3）静脉注射有强烈刺激性的药物时,应当防止因药物外渗而发生组织坏死。

【评分标准】

静脉注射操作评分标准

班级：　　　　　姓名：　　　　　主考教师：　　　　　考核日期：

项目	静脉注射	分值	扣分	扣分理由
仪表	仪表端庄,着装整洁	3		
沟通技巧	表情自然,语言亲切、流畅、通俗易懂,能完整体现护理要求	2		
评估,解释	评估环境	2		
	核对患者床号、姓名	3		
	询问、了解患者病情	2		
	解释操作目的,指导患者配合	2		
	查看患者血管情况	2		
操作前准备	洗手、戴口罩	3		
	根据医嘱准备用物	2		
	检查各项用物是否完好	2		
	转抄输液瓶贴	2		
	按无菌原则抽吸药物	5		
	记录加药时间	2		
	将头皮针与注射器连接	2		
操作过程	再次核对患者床号、姓名	3		
	协助患者取舒适体位（平卧位或端坐位）	2		
	排尽注射器内空气,原则上不排出液体	3		
	选择血管,在穿刺侧肢体下垫治疗巾和小垫枕	2		
	按无菌原则消毒皮肤	3		
	准备敷贴	2		
	再次排气	3		
	一次性穿刺成功	5		
	按顺序固定针头	3		
	根据患者年龄、病情、药物性质缓慢注入药液	3		
操作后	再次核对患者信息,确认无误后操作者签字	2		
	核对安瓿	3		
	整理用物	5		
综合评价	各项用物消毒处理方法正确	5		
	严格执行查对制度	6		
	严格执行无菌技术	6		
	无交叉污染	5		
提问	静脉注射操作的注意事项	5		
总分		100		

任务十一　小儿颈静脉穿刺操作流程及评分标准

【操作目标】

(一) 知识目标

(1) 熟悉颈静脉的解剖部位。

(2) 熟悉颈静脉穿刺的目的、适应证、禁忌证。

(3) 掌握颈静脉穿刺的注意事项及相关并发症的处理。

(4) 掌握颈静脉穿刺后正确的按压方法。

(二) 技能目标

(1) 掌握颈静脉穿刺的方法。

(2) 按要求正确处理血标本。

(三) 人文关怀

(1) 做好操作前的解释工作。

(2) 操作中动作轻柔,能用语言和非语言技巧与患者沟通交流。

(3) 操作后对患者及其家属进行正确、全面的健康教育。

【操作准备】

(一) 评估患者准备

1. 治疗车上层放置　医嘱执行单、PDA、速干手消毒剂。

2. 治疗车下层放置　医疗垃圾桶、生活垃圾桶。

(二) 操作前准备

1. 治疗车上层放置　治疗盘内:真空采血管架、真空采血管、检验单、治疗盘、治疗巾、碘伏、棉签、一次性采血针、敷贴。治疗盘外:治疗单、PDA、速干手消毒剂。

2. 治疗车下层放置　医疗垃圾桶、生活垃圾桶、利器盒。

【操作流程】

操作流程	操作步骤	要点说明	人文关怀	临床经验
评估,解释	评估环境,核对患儿床号、姓名; 协助患儿排尿,婴幼儿予更换尿布	评估患儿病情,检查项目,局部皮肤及血管情况; 询问患儿(或家属)是否按要求进行采血前准备	向患儿家属解释颈静脉穿刺的操作目的、配合方法及注意事项,取得患儿及其家属配合	
正确粘贴化验条码	准备用物; 核对治疗单、化验条码、真空采血管的型号及有效期,将化验条码按要求粘贴于相应的真空采血管上	根据检查项目选择正确的真空采血管		

续表

操作流程	操作步骤	要点说明	人文关怀	临床经验
正确穿刺	查对患儿床号、姓名→协助患儿取仰卧位,充分暴露穿刺部位→将治疗巾垫于患儿穿刺部位下方→确认穿刺点→常规消毒皮肤范围8 cm×8 cm,待干→打开一次性采血针外包装→准备敷贴→再次消毒穿刺处皮肤→左手固定皮肤及准备穿刺的血管→右手持一次性采血针刺入血管→见暗红色回血,固定针头,连接真空采血管→抽取血液至需要量→拔针→顺血管走行用干棉签按压穿刺点5～10 min	协助患儿取仰卧位,肩下垫一薄枕,头偏向一侧,颈部伸展平直,露出颈静脉,助手用双手固定患儿头部;检查一次性采血针针尖无堵塞、无弯曲;取下颌角与锁骨上缘中点连线的上1/3处颈外静脉外缘处针尖与皮肤成30°～40°角进针;严格执行无菌技术及手卫生	告知患儿家属颈静脉穿刺的注意事项;向患儿家属解释采取该体位的目的以及正确固定的必要性;操作过程中助手要密切观察患儿面色、呼吸等情况,有异常时立即停止操作	使用藻酸盐敷料按压穿刺点,可加速血液凝固
整理,记录	检查穿刺部位有无出血及血肿→协助患儿整理衣物,取舒适卧位→整理床单位→再次核对→及时送检标本→整理用物→用速干手消毒剂喷手,推治疗车回治疗室→整理用物(医疗垃圾、生活垃圾分类放置,由医院感染管理科统一回收处理,用消毒液擦拭治疗车、治疗盘,治疗盘反扣晾干备用)→洗手→脱口罩→记录检查项目及采血时间		告知患儿家属注意事项	

【注意事项】

(1) 穿刺失败时,不宜反复穿刺,以免形成血肿。

(2) 固定患儿头部时不可过于暴力。

(3) 操作过程中助手要密切观察患儿面色、呼吸等情况,有异常时立即停止操作。

(4) 操作应迅速,以免头部下垂时间过长,影响头部血液循环。

【评分标准】

小儿颈静脉穿刺操作评分标准

班级：　　　　姓名：　　　　主考教师：　　　　考核日期：

项　目	小儿颈静脉穿刺	分值	扣分	扣分理由
仪表	仪表端庄，着装整洁	3		
沟通技巧	表情自然、语言亲切、流畅、通俗易懂，能完整体现护理要求	3		
评估，解释	评估环境：安静、安全、舒适、整洁	2		
	解释颈静脉穿刺目的、配合方法等，并结合情况予以指导	4		
	评估患儿病情、认知及配合程度	4		
	评估检查项目、局部皮肤及血管情况	4		
	询问患儿（或家属）是否按要求进行采血前准备	3		
	协助患儿排尿，婴幼儿予更换尿布	4		
操作前准备	洗手、戴口罩	2		
	根据病情需要准备用物	1		
	核对治疗单、化验条码、真空采血管的型号及有效期，将化验条码按要求粘贴于相应的真空采血管上	1		
	检查各项用物摆放是否合理美观	1		
操作过程	核对患儿床号、姓名	2		
	协助患儿取仰卧位，充分暴露穿刺部位	2		
	确认穿刺点	3		
	常规消毒皮肤范围 8 cm×8 cm	3		
	打开一次性采血针外包装	3		
	准备敷贴	3		
	再次消毒穿刺处皮肤	3		
	左手固定皮肤及要穿刺的血管	3		
	刺入血管见暗红色回血，固定针头，连接真空采血管，将血液沿真空采血管壁缓慢注入，抽取血液至需要量	5		
	拔针，用干棉签按压穿刺点 5～10 min 止血	3		
	检查局部有无出血及血肿	2		
	协助患儿整理衣物	2		
	再次核对，标本及时送检	2		
	协助患儿取舒适卧位，盖被、保暖	2		
操作后	告知患儿家属颈静脉穿刺的注意事项	4		
	整理床单位及用物	3		
	洗手、脱口罩	2		
	记录检查项目及采血时间	5		
综合评价	熟练程度：操作熟练，动作敏捷	4		
	人文关怀：局部血管、皮肤无异常，关怀体贴患儿	4		
提问	小儿颈静脉穿刺操作的注意事项	5		
总分		100		

任务十二 小儿股静脉穿刺操作流程及评分标准

【操作目标】

(一) 知识目标

(1) 熟悉股静脉的解剖部位。

(2) 熟悉股静脉穿刺的目的、适应证、禁忌证。

(3) 掌握股静脉穿刺的注意事项及相关并发症的处理方法。

(4) 掌握股静脉穿刺后正确的按压方法。

(二) 技能目标

(1) 掌握股静脉穿刺的两种方法。

(2) 能根据患儿病情,选择正确的穿刺部位并熟练地完成穿刺。

(三) 人文关怀

(1) 做好操作前的解释工作。

(2) 操作中动作轻柔,能用语言和非语言技巧与患儿沟通交流。

(3) 操作后对患儿及其家属进行正确、全面的健康教育。

【操作准备】

(一) 评估患者准备

1. 治疗车上层放置　医嘱执行单、PDA、速干手消毒剂。

2. 治疗车下层放置　医疗垃圾桶、生活垃圾桶。

(二) 操作前准备

1. 治疗车上层放置　治疗盘内:真空采血管架、真空采血管、检验单、治疗盘、治疗巾、一次性小垫枕、碘伏、棉签、一次性注射器。治疗盘外:治疗单、PDA、速干手消毒剂。

2. 治疗车下层放置　医疗垃圾桶、生活垃圾桶、利器盒。

【操作流程】

操作流程	操作步骤	要点说明	人文关怀	临床经验
评估,解释	评估环境,核对患儿床号、姓名;协助患儿排尿,婴幼儿予更换尿布	评估患儿病情、检查项目、局部皮肤及血管情况;询问患儿(或家属)是否按要求进行采血前准备	向患儿家属解释股静脉穿刺的操作目的、配合方法及注意事项,取得患儿及其家属配合	
操作前	准备用物;核对治疗单、化验条码、真空采血管的型号及有效期,将化验条码按要求粘贴于相应的真空采血管上	根据检查项目选择正确的真空采血管		

续表

操作流程	操作步骤	要点说明	人文关怀	临床经验
正确穿刺	查对床号、姓名→协助患儿取仰卧位,充分暴露穿刺部位→将治疗巾垫于患儿穿刺部位下方,确认穿刺点→常规消毒皮肤范围8 cm×8 cm,待干→打开一次性注射器外包装→再次消毒穿刺处皮肤及操作者左手食指→检查一次性注射器→左手食指扪及股动脉搏动最明显处,右手持一次性注射器刺入股静脉,边上提边回抽→见抽出暗红色血,固定针头,抽取血液至所需量→拔针,用干棉签按压穿刺点5～10 min,同时将血液沿真空采血管壁缓慢注入	患儿仰卧,将穿刺侧大腿外展成蛙形,暴露腹股沟穿刺部位,打开一次性注射器,抽动活塞,检查针筒完好,针尖无堵塞、无弯曲; 直刺法:穿刺点位于患儿腹股沟中、内1/3交界处,持一次性注射器于股动脉搏动点内侧0.3～0.5 cm垂直刺入; 斜刺法:在腹股沟下1～2 cm处,股动脉内侧0.5～1 cm,与皮肤成30°～45°角刺入	告知患儿家属股静脉穿刺的注意事项; 向患儿家属解释采取该体位的目的以及正确固定的必要性	垫高穿刺点,使腹股沟展平,充分暴露穿刺部位; 使用藻酸盐敷料按压穿刺点,可加速血液凝固
整理,记录	检查穿刺部位有无出血及血肿→协助患儿整理衣物,取舒适卧位→整理床单位→再次核对→及时送检→整理用物→用速干手消毒剂喷手,推治疗车回治疗室→整理用物(医疗垃圾、生活垃圾分类放置,由医院感染管理科统一回收处理,用消毒液擦拭治疗车、治疗盘,治疗盘反扣晾干备用)→洗手→脱口罩→记录检查项目及采血时间		告知患儿家属注意事项	

【注意事项】

(1) 如穿刺失败,不宜反复穿刺,以免形成血肿。

(2) 针头误刺入股动脉时,应立即拔出,按压穿刺点至无出血为止。

(3) 有出血倾向者要延长按压时间。

【评分标准】

小儿股静脉穿刺操作评分标准

班级：　　　　　姓名：　　　　　主考教师：　　　　　考核日期：

项　目	小儿股静脉穿刺	分值	扣分	扣分理由
仪表	仪表端庄，着装整洁	3		
沟通技巧	表情自然，语言亲切、流畅、通俗易懂，能完整体现护理要求	3		
评估，解释	评估环境：安静、安全、舒适、整洁	2		
	解释股静脉穿刺操作目的、配合方法等，并结合情况予以指导	4		
	评估患儿病情、认知及配合程度	4		
	评估检查项目、局部皮肤及血管情况	4		
	询问患儿是否按要求进行采血前准备	3		
	协助患儿排尿，婴幼儿予更换尿布	4		
操作前准备	洗手、戴口罩	2		
	根据病情需要准备用物	1		
	核对治疗单、化验条码、真空采血管的型号及有效期，将化验条码按要求粘贴于相应的真空采血管上	1		
	检查各项用物摆放是否合理美观	1		
操作过程	核对患儿床号、姓名	2		
	协助患儿取仰卧位，充分暴露穿刺部位	2		
	确认穿刺点	3		
	常规消毒皮肤范围 8 cm×8 cm	3		
	打开注射器外包装	1		
	再次消毒穿刺处皮肤及操作者左手食指	3		
	打开一次性注射器，抽动活塞，检查针筒是否完好，针尖是否堵塞、弯曲	2		
	直刺法：穿刺点位于患儿腹股沟中、内 1/3 交界处，持一次性注射器于股动脉搏动点内侧 0.3～0.5 cm 垂直刺入	5		
	斜刺法：在腹股沟下 1～2 cm 处，股动脉内侧 0.5～1 cm，与皮肤成 30°～45°角刺入			
	刺入后，边上提边回抽	3		
	见抽出暗红色血，固定针头，抽取血液至所需量	3		
	拔针，按压穿刺点 5～10 min 止血	3		
	将血液沿真空采血管壁缓慢注入	3		
	检查局部有无出血及血肿	2		
	协助患儿整理衣物	2		
	再次核对，标本及时送检	2		
	协助患儿取舒适卧位，盖被、保暖	2		
操作后	告知患儿家属股静脉穿刺的注意事项	4		
	整理床单位及用物	3		
	洗手、脱口罩	2		
	记录检查项目及采血时间	5		

项 目	小儿股静脉穿刺	分值	扣分	扣分理由
综合评价	熟练程度:操作熟练,动作敏捷	4		
	人文关怀:关怀体贴患儿	4		
提问	小儿股静脉穿刺操作的注意事项	5		
总分		100		

任务十三　密闭式静脉输液操作流程及评分标准

【操作目标】

(一)知识目标

(1)掌握输液的目的。

(2)掌握输液常用溶液及作用。

(3)掌握输液速度与输液时间的计算方法。

(4)掌握输液反应的原因及症状。

(5)掌握输液的注意事项。

(二)技能目标

(1)掌握常用输液部位。

(2)掌握密闭式静脉输液的方法。

(3)掌握输液常见故障的处理方法。

(4)掌握输液反应的处理方法。

(三)人文关怀

(1)做好操作前的解释工作。

(2)操作中动作轻柔,能用语言和非语言技巧与患者沟通交流。

(3)操作后对患者及其家属进行正确、全面的健康教育。

【操作准备】

(一)评估患者准备

1. 治疗车上层放置　医嘱执行单、PDA、速干手消毒剂。

2. 治疗车下层放置　医疗垃圾桶、生活垃圾桶。

(二)操作前准备

1. 治疗车上层放置　治疗盘内:碘伏、棉签、敷贴、止血带、无菌纱布、砂轮、输液器、注射器、备用针头、输液瓶贴、药液、溶液、小垫枕、治疗巾。治疗盘外:治疗单、PDA、速干手消毒剂。

2. 治疗车下层放置　医疗垃圾桶、生活垃圾桶、利器盒、输液架、夹板或绷带(必要时备用)。

【操作流程】

操作流程	操作步骤	要点说明	人文关怀	临床经验
评估,解释	评估环境(安静、整洁、舒适、安全),核对患者床号、姓名	评估患者合作程度;查看血管情况;准备输液架于穿刺侧	告知患者输液目的、方法、注意事项及配合要点	

续表

操作流程	操作步骤	要点说明	人文关怀	临床经验
患者准备	协助患者上洗手间；协助患者取舒适体位			
用物准备	准备用物（根据医嘱准备药物和溶液）；洗手、戴口罩	检查棉签、输液器、注射器的包装、有效期、质量；核对溶液瓶签（药名、浓度、剂量、有效期）→检查溶液质量，瓶盖有无松动、瓶身有无裂痕，溶液有无变色、有无浑浊、有无絮状物、有无沉淀→检查药液		
核对医嘱	核对并转抄医嘱于输液卡上；倒贴输液瓶贴于输液瓶上	输液瓶贴倒贴于输液瓶上		
配制药液	打开溶液瓶盖→常规消毒瓶口至瓶颈部→将安瓿顶端药物弹至体部→用碘伏棉签消毒安瓿颈部→用砂轮在安瓿颈部划一锯痕→用碘伏棉签再次消毒安瓿颈部→用无菌纱布包裹安瓿颈部并掰断→按无菌原则抽吸药物加入溶液内（保留安瓿，若注射器毁形时手被污染应及时用速干手消毒剂喷手）→核对无误后操作者签名并标明时间→再次消毒溶液瓶口至瓶颈部→打开输液器包装→关闭输液器的流量调节器→将输液器瓶塞穿刺器穿刺部分完全插入瓶塞	打开注射器将针尖斜面与针筒刻度相反，检查注射器针头有无钩、有无锈、有无弯曲，抽动活塞，检查注射器有无漏气；加入药物前用安瓿套住注射器针头部分，再次核对医嘱无误后加入溶液中		
初步排气	携用物至患者床旁→再次核对→将输液瓶挂于输液架内侧→将墨菲氏滴管倒置→将针头夹于另一手中→打开流量调节器，使液体流入墨菲氏滴管内，当达到 1/2～2/3 容积时，迅速倒转墨菲氏滴管，使液体缓缓下降，直至液体流入头皮针管内→关闭流量调节器→将输液管挂于输液架外侧	初步排气原则上不能排出药物		

续表

操作流程	操作步骤	要点说明	人文关怀	临床经验
皮肤消毒	选择穿刺部位→在穿刺侧肢体下垫治疗巾和小垫枕→嘱患者握拳,在穿刺点上方系止血带→松开止血带,嘱患者松拳→消毒穿刺部位皮肤,消毒范围必须大于 5 cm×5 cm→准备敷贴→再次消毒穿刺部位皮肤→系止血带→反方向消毒皮肤	首次消毒沿顺时针方向消毒,再次消毒沿逆时针方向消毒;消毒时棉签旋转消毒;在穿刺点上方10～15 cm处系止血带,可有效防止松止血带时导致的血管破裂;止血带打结处应靠近操作者右侧,以免跨越无菌区		
核对排气	再次核对患者→打开流量调节器→再次排气至液体滴出→关闭流量调节器→取下护针帽	再次排气原则上排出药物不能超过5滴		
静脉穿刺	嘱患者握拳,一手拇指绷紧并固定静脉下端皮肤,另一手持针柄→使针尖斜面向上并与皮肤成20°角进针,见回血后再将针头沿血管方向潜行少许→穿刺成功后松开止血带,打开流量调节器,嘱患者松拳	穿刺前安慰患者,消除其紧张情绪		无痛性静脉穿刺方法:改变以往嘱患者握拳的习惯,嘱患者手自然放松,操作者握住患者手指,使手指向掌面弯曲成弧形,同时采用直接进针法,即头皮针从血管上面快速刺破皮肤后直接进入血管腔,见回血后沿静脉方向在血管内潜行
固定针头	用敷贴分别依次固定针柄、针梗→头皮针下段输液管呈"U"形贴于针梗上方	必要时用夹板固定关节;取出止血带、小垫枕、治疗巾		
调节滴速	根据患者年龄、病情、药物性质调节滴速(一般成人每分钟40～60滴;儿童每分钟20～40滴)	以下情况输液速度宜慢:年老、体弱、患心肺疾病者及婴幼儿;输注高渗盐水、含钾药、升压药、扩血管药;以下情况输液速度宜快:严重脱水者,补充液体、输入脱水剂		

续表

操作流程	操作步骤	要点说明	人文关怀	临床经验
记录,挂卡	再次核对医嘱、输液瓶贴、输液卡并按要求填写,将输液卡挂于输液架上			
整理,记录	整理床单位,协助患者取舒适卧位,交代输液过程中注意事项,将呼叫器置于患者可取处→用速干手消毒剂喷手→推治疗车回治疗室、核对安瓿、整理用物(医疗垃圾、生活垃圾分类放置,由医院感染管理科统一回收处理,用消毒液擦拭治疗车、治疗盘,治疗盘反扣晾干备用)→洗手→脱口罩→签字	告知患者输液时不要随意移动输液的手臂,以免引起肿胀;不要自行调节滴速,以免发生意外;输液过程中,如有心慌、胸闷、液体输注不畅时,及时呼叫护士		
更换液体	需连续输注液体时,核对后常规消毒第二瓶瓶塞→拔出第一瓶的输液器瓶塞穿刺器,迅速插入第二瓶内,并检查输液管内有无气泡			
巡视,观察	输液过程中加强巡视,密切观察患者有无输液反应,及时处理输液故障	输液过程中要加强巡视,严密观察患者有无输液反应、穿刺部位有无肿胀或疼痛、液体滴入是否通畅,并及时处理输液故障		
拔针,按压	输液完毕,揭去针柄与头皮针管处输液贴,并对折贴于头皮针下段输液管上→关闭流量调节器→轻压穿刺点上方→迅速拔针→按压片刻至无出血			
整理,记录	整理床单位,协助患者取舒适卧位→用速干手消毒剂喷手→推治疗车回治疗室、核对安瓿、整理用物(医疗垃圾、生活垃圾分类放置,由医院感染管理科统一回收处理,用消毒液擦拭治疗车、治疗盘,治疗盘反扣晾干备用)→洗手→脱口罩			

【注意事项】

（1）严格执行无菌操作和查对制度。

（2）长期输液者，注意合理使用和保护静脉，一般从远端小静脉开始穿刺（抢救时例外）。

（3）根据病情需要和治疗原则，按用药急缓及药物半衰期等情况合理安排输液顺序。

（4）输注刺激性较强或化疗药物时，应确认针头已完全进入静脉内，方可输液。

（5）输液前应排尽输液管路及针头内的空气，输液过程中要及时更换输液瓶，输液完毕及时拔针，严防造成空气栓塞；

（6）需 24 h 连续输液者，应每天更换输液器。

【评分标准】

密闭式静脉输液操作评分标准

班级：　　　　姓名：　　　　主考教师：　　　　考核日期：

项目	密闭式静脉输液	分值	扣分	扣分理由
仪表	仪表端庄，着装整洁	3		
沟通技巧	表情自然，语言亲切、流畅、通俗易懂，能完整体现护理要求	2		
评估，解释	评估环境	2		
	核对患者床号、姓名	2		
	询问、了解患者身体状况	2		
	解释操作目的，指导患者配合	2		
	查看患者血管情况，准备输液架	1		
操作前准备	洗手、戴口罩	3		
	根据病情需要准备用物	2		
	检查各项用物是否完好	2		
	转抄输液瓶贴和输液卡	2		
	按无菌原则抽吸药物	3		
	记录加药时间	1		
	正确插入输液器	1		
操作过程	核对患者床号、姓名	2		
	协助患者取舒适体位（平卧或端坐位）	2		
	初步排气，针筒内无气泡，原则上不排出液体	3		
	选择血管，在穿刺侧肢体下垫治疗巾和小垫枕	2		
	按无菌原则消毒皮肤	1		
	准备敷贴于治疗盘边缘	2		
	再次排气，排出液体不超过 5 滴	10		
	一次性穿刺成功	2		
	按顺序固定针头	3		
	根据患者病情、年龄、输注药物性质调节滴速	2		
操作后	再次核对，操作者签字，将输液卡挂于输液架上	2		
	核对安瓿	3		
	整理用物	8		

续表

项　目	密闭式静脉输液	分值	扣分	扣分理由
综合评价	各项用物消毒处理方法正确	5		
	严格执行查对制度	10		
	严格执行无菌操作	5		
	无交叉污染	5		
提问	密闭式静脉输液操作的注意事项或静脉输液目的	5		
总分		100		

任务十四　静脉留置针操作流程及评分标准

【操作目标】

（一）知识目标

（1）掌握静脉留置针的目的。

（2）掌握输液常用溶液及其作用。

（3）掌握输液速度与输液时间的计算方法。

（4）掌握输液反应的发生原因及症状。

（5）掌握静脉留置针的注意事项。

（二）技能目标

（1）掌握常用静脉留置部位。

（2）掌握静脉留置针的穿刺技术。

（3）掌握输液常见故障的处理方法。

（4）掌握输液反应的处理方法。

（三）人文关怀

（1）做好操作前的解释工作。

（2）操作中动作轻柔，能用语言和非语言技巧与患者沟通交流。

（3）操作后对患者及其家属进行正确、全面的健康教育。

【操作准备】

（一）评估患者准备

1. 治疗车上层放置　医嘱执行单、PDA、速干手消毒剂。

2. 治疗车下层放置　医疗垃圾桶、生活垃圾桶。

（二）操作前准备

1. 治疗车上层放置　治疗盘内：碘伏、棉签、敷贴、止血带、无菌纱布、砂轮、输液器、注射器、静脉留置针、无菌透明敷贴、备用针头、药液、输液瓶贴、溶液、小垫枕、治疗巾。治疗盘外：PDA、速干手消毒剂、治疗单、弯盘。

2. 治疗车下层放置　医疗垃圾桶、生活垃圾桶、利器盒、输液架、夹板或绷带（必要时备用）。

【操作流程】

操作流程	操作步骤	要点说明	人文关怀	临床经验
评估，解释	评估环境(安静、整洁、舒适、安全)；核对患者床号、姓名等信息	评估患者合作程度、年龄、心肺功能；查看血管、准备输液架于穿刺侧	告知患者输液目的、方法、注意事项及配合要点	
患者准备	协助患者上洗手间；协助患者取舒适体位			
用物准备	准备用物(根据医嘱准备药液和溶液)；洗手、戴口罩	检查棉签、输液器、注射器、静脉留置针的外包装、有效期、质量；核对溶液瓶签(药名、浓度、剂量、有效期)，检查溶液质量，瓶盖有无松动、瓶身有无裂痕、溶液有无变色、有无浑浊、有无絮状物、有无沉淀→检查药液		
核对医嘱	核对并转抄医嘱于输液卡和输液瓶贴上→将输液瓶贴倒贴于输液瓶上	输液瓶贴倒贴于输液瓶上		
准备药液	打开溶液瓶盖→常规消毒瓶口至瓶颈部→用砂轮在安瓿颈部划一锯痕→消毒安瓿→用无菌纱布包裹安瓿掰断，按无菌原则抽吸药液加入溶液内(保留安瓿，若注射器毁形时手被污染应及时用速干手消毒剂喷手)→核对无误后操作者签名并标明时间→再次消毒溶液瓶口至瓶颈部→打开输液器包装→关闭输液器的流量调节器→将输液器瓶塞穿刺器穿刺部完全插入瓶塞	打开注射器将针尖斜面与针筒刻度相反，检查注射器针头有无钩、有无锈、有无弯曲，抽动活塞检查注射器有无漏气；加入药液前用安瓿套住注射器针头部分，再次核对医嘱无误后加入溶液中		
初步排气	携用物至患者床旁→再次核对→将输液瓶挂于输液架内侧→将墨菲氏滴管倒置→将针头夹于另一手中→打开流量调节器，使液体流入墨菲氏滴管内，当达到1/2～2/3容积时，迅速倒转墨菲氏滴管，使液体缓缓下降，直至液体流入头皮针管内→关闭流量调节器→将输液管挂于输液架外侧	初步排气原则上不能排出药液		

续表

操作流程	操作步骤	要点说明	人文关怀	临床经验
皮肤消毒	选择穿刺部位→在穿刺侧肢体下垫治疗巾和小垫枕→嘱患者握拳,在穿刺点上方10~15 cm处系止血带→松开止血带,嘱患者松拳→消毒穿刺部位皮肤,消毒范围必须大于5 cm×5 cm→准备敷贴(将敷贴粘贴于治疗盘边缘备用)→再次消毒穿刺部位皮肤→系止血带→反方向消毒皮肤	首次消毒沿顺时针方向消毒,再次消毒沿逆时针方向消毒;消毒时棉签旋转消毒;止血带打结处应靠近操作者右侧,以免跨越无菌区		
核对排气	再次核对患者→检查静脉留置针是否完好→取出静脉留置针,将输液器上的针头插入静脉留置针的肝素帽内→打开流量调节器→再次排气至液体滴出→关闭流量调节器→取下护针帽	再次排气,原则上排出药液不能超过5滴		
静脉穿刺	嘱患者握拳,一手拇指绷紧并固定静脉下端皮肤,一手持针柄→使针尖斜面向上并与皮肤成15°~30°角进针,见回血后再将针头沿血管方向潜行少许,左手持Y形接口,右手后撤针芯约0.5 cm,持针翼将套管全部送入静脉内,撤出针芯→穿刺成功后松开止血带,打开流量调节器,嘱患者松拳	穿刺前安慰患者,消除其紧张情绪		
固定针头	一手固定静脉留置针针翼→用无菌透明敷贴做封闭式固定	取出止血带、小垫枕、治疗巾		在无菌透明敷贴上注明穿刺日期、时间、责任人
调节滴速	根据患者年龄、病情、输注药物性质调节滴速(一般成人每分钟40~60滴;儿童每分钟20~40滴)		嘱患者及其家属勿自行调节输液速度	

续表

操作流程	操作步骤	要点说明	人文关怀	临床经验
记录,挂卡	再次核对医嘱、输液瓶贴、输液卡并按要求填写,将输液卡挂于输液架上			
整理,记录	整理床单位,协助患者取舒适卧位→将呼叫器置于患者可取处→用速干手消毒剂喷手→推治疗车回治疗室,核对安瓿、整理用物(医疗垃圾、生活垃圾分类放置,由医院感染管理科统一回收处理,用消毒液擦拭治疗车、治疗盘,治疗盘反扣晾干备用)→洗手→脱口罩→签字		告知患者输液时不要随意移动输液的手臂,以免引起肿胀;输液过程中,如果有心慌、胸闷、液体滴入不畅时,及时呼叫护士	巡视时做到"四看":一看输液瓶内剩余的液体量和性状;二看墨菲氏滴管内的液面与滴速;三看输液软管内是否有空气;四看穿刺的部位有无肿胀及有无输液反应
更换液体	需连续输注液体时,核对后常规消毒第二瓶瓶塞→拔出第一瓶的输液器瓶塞穿刺器,迅速插入第二瓶内,并检查输液管内有无气泡			
巡视,观察	输液过程中加强巡视,密切观察患者有无输液反应,及时处理输液故障	输液过程中要加强巡视,严密观察患者有无输液反应、穿刺部位有无肿胀或疼痛、液体滴入是否通畅,并及时处理输液故障		
完毕封管	拔出头皮针→常规消毒肝素帽→用注射器向肝素帽内注入封管液,边推药液边退针,至针头完全退出为止			输入高渗或刺激性强的药物时,封管前应先冲管,冲管方法:用生理盐水 5~10 mL 将导管内残留的药液冲入血管; 封管方法:用生理盐水或肝素溶液正压封管;生理盐水封管:每次 5~10 mL,每 6~8 h 封管 1 次; 肝素溶液封管:肝素溶液浓度为 10~100 U/mL,即 1 支肝素钠注射液(1.25 wU)稀释于 125~250 mL 生理盐水中,每次 2~5 mL,抗凝作用可持续 12 h 以上

续表

操作流程	操作步骤	要点说明	人文关怀	临床经验
整理，记录	整理床单位，协助患者取舒适卧位→用速干手消毒剂喷手→推治疗车回治疗室、核对安瓿、整理用物（医疗垃圾、生活垃圾分类放置，由医院感染管理科统一回收处理，用消毒液擦拭治疗车、治疗盘，治疗盘反扣晾干备用）→洗手→脱口罩→签字			
再次输液	常规消毒肝素帽→将头皮针插入→打开留置针开关→完成输液			

【注意事项】

（1）严格执行无菌操作和查对制度。

（2）长期输液者，注意合理使用和保护静脉，一般从远端小静脉开始穿刺。

（3）根据病情需要，有计划地安排输液顺序，如需加入药物，应注意药物配伍禁忌。

（4）输液前应排尽输液管路及针头内的空气，药液滴尽前及时更换输液瓶或拔针，严防造成空气栓塞。

（5）输液过程中要加强巡视，耐心询问患者感受；严密观察穿刺部位有无肿胀，针头有无脱出、阻塞、移位，输液管路有无扭曲、受压、打折以及输液滴速是否适宜，并及时处理输液故障。

（6）采用静脉留置针法输液时，应严格按照留置时间，一般留置 72～96 h。输液前后均检查穿刺部位静脉有无红肿，询问患者有无不适，发现异常及时拔除导管，并对局部进行处理；每次输液时，嘱患者穿刺部位不要用力过猛，以免引起大量回血。

（7）需 24 h 连续输液者，应每天更换输液器。

【评分标准】

静脉留置针操作评分标准

班级：　　　　　姓名：　　　　　主考教师：　　　　　考核日期：

项　目	静脉留置针	分值	扣分	扣分理由
仪表	仪表端庄，着装整洁	3		
沟通技巧	表情自然，语言亲切、流畅、通俗易懂，能完整体现护理要求	2		
评估，解释	评估环境	2		
	核对患者床号、姓名	3		
	询问、了解患者身体状况	2		
	解释操作目的，指导患者配合	2		
	评估患者血管情况，准备输液架	2		
操作前准备	洗手、戴口罩	3		
	根据病情需要准备用物	2		
	检查各项用物是否完好	2		
	转抄输液瓶贴和输液卡	2		
	按无菌原则抽吸药液	5		
	记录加药时间	2		
	正确插入输液器	2		

续表

项目	静脉留置针	分值	扣分	扣分理由
操作过程	核对患者床号、姓名	3		
	协助患者取舒适体位(平卧或端坐位)	2		
	初步排气,针筒内无气泡,原则上不排出液体	3		
	选择血管,在穿刺侧肢体下垫治疗巾和小垫枕	2		
	按无菌原则消毒皮肤	3		
	准备敷贴于治疗盘边缘	2		
	检查留置针,正确连接留置针	3		
	再次排气,排出液体不超过5滴	3		
	一次性穿刺成功	5		
	按顺序固定针头,无菌透明敷贴固定并注明日期、时间、责任人	3		
	根据患者病情、年龄、输注药物性质调节滴速	3		
操作后	再次核对,签字,将输液卡挂于输液架上	2		
	核对安瓿	2		
	整理用物	3		
综合评价	各项用物消毒处理方法正确	5		
	严格执行查对制度	6		
	严格执行无菌操作	6		
	无交叉污染	5		
提问	静脉留置针操作的注意事项	5		
总分		100		

任务十五　小儿静脉留置针操作流程及评分标准

【操作目标】

(一) 知识目标

(1) 熟悉静脉留置针的概念。

(2) 熟悉静脉留置针的目的、适应证、禁忌证。

(3) 掌握置管的注意事项及相关并发症的处理方法。

(二) 技能目标

(1) 掌握静脉留置针的穿刺及固定方法。

(2) 能根据患者的病情,选择适合的穿刺部位并熟练地完成穿刺。

(三) 人文关怀

(1) 做好操作前的解释工作。

(2) 操作中动作轻柔,能用语言和非语言技巧与患者沟通交流。

(3) 操作后对患者及其家属进行正确、全面的健康教育。

【操作准备】

(一) 评估患者准备

1. 治疗车上层放置 医嘱执行单、PDA、速干手消毒剂。

2. 治疗车下层放置 医疗垃圾桶、生活垃圾桶。

(二) 操作前准备

1. 治疗车上层放置 治疗盘内:治疗巾、碘伏、棉签、弯盘、安瓿、已配制好的药液、静脉留置针、无菌透明敷贴、止血带,必要时备备皮刀。治疗盘外:治疗单、PDA、速干手消毒剂。

2. 治疗车下层放置 医疗垃圾桶、生活垃圾桶、利器盒。

【操作流程】

操作流程	操作步骤	要点说明	人文关怀	临床经验
评估,解释	评估环境,核对患儿床号、姓名;根据选择静脉的原则选择穿刺部位;协助患儿排尿,婴幼儿更换尿布	评估患儿病情,治疗,用药,穿刺部位的皮肤和血管状况;3周岁以上的患儿多选择四肢浅静脉	向患儿家属解释使用静脉留置针的目的、方法及注意事项,取得患儿家属配合	
操作前	准备用物	选择型号合适的留置针		
正确穿刺	再次核对床号、姓名→选择合适的穿刺体位→将输液瓶挂于输液架上,排气→扎止血带→确认穿刺点→松开止血带→消毒皮肤,范围 8 cm×8 cm,待干→打开无菌透明敷贴,在胶布上注明日期和时间→选择型号合适的静脉留置针,打开留置针外包装→扎止血带,再次反方向消毒→将输液器连接于静脉留置针肝素帽上,排出套管针内空气→取下静脉留置针保护套,旋转松动针芯,检查套管针是否完好→再次核对患儿姓名→嘱患儿握拳→左手绷紧皮肤,右手拇指与食指握起针翼部分,针尖斜面向上进针→见回血后,降低穿刺角度,沿静脉方向潜行 0.2 cm→左手持 Y 形接口,右手后撤针芯约 0.5 cm,持针翼将针芯与外套管一起送入静脉内→	消毒方法正确,选择血管恰当;使用静脉留置针方法正确、节力;抽出针芯方法正确;输液器与肝素帽连接正确;无菌透明敷贴固定牢固、舒适,注明穿刺日期和时间	告知患儿家属静脉留置针使用的注意事项;输液过程中注意观察患儿的全身反应及穿刺部位的局部情况	选择安全型留置针降低针刺伤发生率和减少医务人员感染;正压留置针、正压接头、恒压接头可有效防止回血,降低堵管率;使用水胶体敷贴固定穿刺针可有效防止患儿穿刺部位皮肤过敏情况

续表

操作流程	操作步骤	要点说明	人文关怀	临床经验
正确穿刺	左手固定两翼→右手迅速将针芯抽出放于利器盒中→嘱患儿松拳,松开止血带,打开流量调节器→用无菌透明敷贴对静脉留置针做密闭式固定→用注明置管日期和时间的透明胶布固定Y形接口→再用胶布固定插入肝素帽内的输液针头及输液管→调节滴速→再次核对			
整理,记录	检查穿刺部位有无渗液→协助患儿取舒适卧位→整理床单位→再次核对→整理用物→用速干手消毒剂喷手,推治疗车回治疗室→整理用物(医疗垃圾、生活垃圾分类放置,由医院感染管理科统一回收处理,用消毒液擦拭治疗车、治疗盘,治疗盘反扣晾干备用)→洗手→取口罩→记录输液开始的时间、滴入药液的种类,滴速,患儿的局部及全身情况			

【注意事项】

(1) 严格掌握留置时间,一般静脉留置针可以保留72~96 h。

(2) 严密观察留置针有无脱出、阻塞、移位、断裂,局部有无红、肿、热、痛等静脉炎表现,及时处理置管相关并发症。

【评分标准】

小儿静脉留置针操作评分标准

班级:　　　　姓名:　　　　主考教师:　　　　考核日期:

项目	小儿静脉留置针	分值	扣分	扣分理由
仪表	仪表端庄,着装整洁	3		
沟通技巧	表情自然,语言亲切、流畅、通俗易懂,能完整体现护理要求	3		
评估,解释	评估环境:安静、安全、舒适、整洁	2		
	解释静脉留置针目的、方法、体位等,并结合情况予以指导	4		
	评估患者病情、治疗及用药	5		
	评估穿刺部位的皮肤和血管状况	5		
	协助幼儿排尿,婴幼儿更换尿布	5		

续表

项　目	小儿静脉留置针	分值	扣分	扣分理由
操作前准备	洗手、戴口罩	2		
	根据病情需要准备用物,选择型号合适的留置针	2		
	检查各项用物摆放是否合理美观	1		
操作过程	核对患儿床号、姓名	2		
	协助患儿选择舒适的穿刺体位	2		
	将输液瓶挂于输液架上,排气	2		
	消毒皮肤,范围 8 cm×8 cm,待干	2		
	打开无菌透明敷贴,在胶布上注明日期和时间	2		
	选择型号合适的留置针,打开留置针外包装	3		
	扎止血带,再次反方向消毒	2		
	输液器连接于留置针肝素帽上,排出套管针内空气	3		
	取下留置针保护套,旋转松动针芯,检查套管针是否完好	2		
	再次核对患儿姓名,嘱患儿握拳,左手绷紧皮肤,右手拇指与食指握起针翼部分,针尖斜面向上进针。见回血后,降低穿刺角度,沿静脉方向潜行 0.2 cm	5		
	左手持 Y 形接口,右手后撤针芯约 0.5 cm,持针翼将针芯与外套管一起送入静脉内	5		
	左手固定两翼,右手迅速将针芯抽出,放于利器盒中	3		
	嘱患儿松拳,松开止血带,打开流量调节器	2		
	无菌透明敷贴固定牢固、舒适,注明穿刺日期和时间	2		
	调节滴速,再次核对	2		
	协助患儿取舒适卧位,将呼叫器放置于合适位置	2		
操作后	告知患儿家属静脉留置针的注意事项	4		
	整理床单位及用物	3		
	洗手、脱口罩	2		
	记录输液开始的时间、滴入药液的种类,滴速,患儿的局部及全身情况	5		
综合评价	熟练程度:操作熟练,动作敏捷	4		
	人文关怀:局部血管、皮肤无异常,关怀体贴患儿	4		
提问	小儿静脉留置针操作的注意事项	5		
总分		100		

任务十六　动脉采血操作流程及评分标准

【操作目标】

(一) 知识目标

(1) 掌握动脉采血的目的。

(2) 掌握动脉采血的部位。

(3) 掌握动脉采血的注意事项。

（二）技能目标

（1）掌握动脉采血常用部位。

（2）掌握动脉采血操作。

（三）人文关怀

（1）做好操作前的解释工作。

（2）操作中动作轻柔，能用语言和非语言技巧与患者沟通交流。

（3）操作后对患者及家属进行正确、全面的健康教育。

【操作准备】

（一）评估患者准备

1. 治疗车上层放置 医嘱执行单、PDA、速干手消毒剂。

2. 治疗车下层放置 医疗垃圾桶、生活垃圾桶。

（二）操作前准备

1. 治疗车上层放置 治疗盘内：碘伏、棉签、无菌软塞、肝素、动脉血气针或2～5 mL注射器。治疗盘外：治疗单、PDA、速干手消毒剂。

2. 治疗车下层放置 医疗垃圾桶、生活垃圾桶、利器盒。

【操作流程】

操作流程	操作步骤	要点说明	人文关怀	临床经验
评估，解释	评估环境（安静、整洁、舒适、安全）→评估患者的病情、年龄、意识状态→评估肢体活动能力→评估穿刺部位的皮肤及血管情况；核对患者床号、姓名等信息		告知患者动脉采血的目的、方法、采血的种类、采血量	
患者准备	协助患者上洗手间；协助患者取舒适体位			
用物准备	准备用物；洗手、戴口罩；核对化验条码	严格执行查对制度		
再次核对	携用物至患者床旁→再次核对患者床号、姓名		消除患者紧张情绪	
皮肤消毒	选择合适动脉（一般选择桡动脉或股动脉）→选择搏动最明显处用碘伏棉签消毒两次→准备数根干棉签于手上	桡动脉穿刺点位于前臂掌侧腕关节上2 cm，股动脉穿刺点位于髂前上棘与耻骨结节连线中点	如选择股动脉穿刺，协助患者取仰卧位，穿刺一侧的下肢稍屈膝外展，以充分暴露穿刺部位，注意保护患者隐私	下肢静脉血栓患者，避免从股动脉及下肢动脉采血

续表

操作流程	操作步骤	要点说明	人文关怀	临床经验
采集标本（注射器采血）	取出注射器并检查→抽取0.5 mL肝素湿润注射器内壁后，弃去余液→用左手食指和中指在已消毒范围内摸到动脉搏动最明显处，固定于两指间→右手持注射器刺入动脉→见回血后一手固定注射器，另一手抽取所需血量→拔出针头立即刺入无菌软塞以隔绝空气→充分揉搓血样标本使其与抗凝剂混合		如选用桡动脉，穿刺针成40°角刺入动脉，如选用股动脉，穿刺针成90°角垂直刺入动脉	动脉采血器采血：取出并检查动脉采血器→将动脉采血器活塞拉至所需血量刻度→用左手食指和中指在已消毒范围内摸到动脉搏动最明显处，固定于两指间→右手持动脉采血器刺入动脉→见回血后固定采血器，采血器自动抽取所需血量
拔针，按压	抽吸结束后用干棉签轻压穿刺点上方→迅速拔针→按压穿刺点5～10 min	凝血功能障碍者延长按压时间		
整理，记录	整理床单位，协助患者取舒适卧位→用速干手消毒剂喷手→推治疗车回治疗室，核对安瓿、收拾用物（医疗垃圾、生活垃圾分类放置，由医院感染管理科统一回收处理，用消毒液擦拭治疗车、治疗盘，治疗盘反扣晾干备用）→洗手→脱口罩→签字		采血完毕后注意观察采血部位有无疼痛，避免局部血肿	
及时送检	采集好的血气标本应及时送到化验室进行检验			

【注意事项】

（1）严格执行无菌操作，以防感染。
（2）注射器应与针头紧密连接，注射器内不可留有空气，防止气体混入标本而影响结果。
（3）有出血倾向的患者，谨慎进行动脉采血。
（4）若患者采血前饮热水、洗澡、运动，需休息30 min后再采血，以免影响结果。
（5）不得反复多次穿刺，以免形成血肿。

【评分标准】

动脉采血操作评分标准

班级：　　　　　姓名：　　　　　主考教师：　　　　　考核日期：

项　目	动　脉　采　血	分值	扣分	扣分理由
仪表	仪表端庄，着装整洁	3		
沟通技巧	表情自然，语言亲切、流畅、通俗易懂，能完整体现护理要求	2		
评估，解释	评估环境	2		
	核对患者床号、姓名等信息	2		
	评估患者的病情、年龄、意识状态，评估肢体活动能力	3		
	评估穿刺部位的皮肤及血管情况	3		
	解释操作目的，指导患者配合	2		
操作前准备	洗手、戴口罩	3		
	核对化验条码	3		
	检查各项用物是否完好	3		
操作过程	核对患者床号、姓名	3		
	协助患者取舒适体位（平卧位或端坐位）	2		
	选择合适的穿刺部位	3		
	按无菌原则消毒皮肤	5		
	准备干棉签	3		
	一次性穿刺成功	6		
	按标本要求血量采集足量，采集完毕后用干棉签轻压穿刺点上方，快速拔针	6		
	针头立即刺入软塞隔绝空气，充分揉搓血样标本使其与抗凝剂混匀	6		
操作后	再次核对，操作者签字	3		
	采集好的血标本应及时送到化验室进行检验	4		
	整理用物	5		
综合评价	各项用物消毒处理方法正确	6		
	严格执行查对制度	6		
	严格执行无菌操作	6		
	无交叉污染	5		
提问	动脉采血操作的注意事项	5		
总分		100		

任务十七　皮内注射操作流程及评分标准

【操作目标】

（一）知识目标

（1）熟悉皮内注射的目的及注意事项。

（2）掌握皮内注射的部位。

（3）掌握皮内注射的进针角度。

(二) 技能目标

(1) 掌握各种皮试液的配制方法。
(2) 掌握各种药物的抽吸方法。
(3) 掌握皮内注射的操作方法。
(4) 掌握各种药物过敏试验结果的判断。

(三) 人文关怀

(1) 做好操作前的解释工作。
(2) 操作中动作轻柔,能用语言和非语言技巧与患者沟通交流。
(3) 操作后对患者进行相关的健康教育,使患者获得预防药物过敏的一般知识。

【操作准备】

(一) 评估患者准备

1. 治疗车上层放置 医嘱执行单、PDA、速干手消毒剂。
2. 治疗车下层放置 医疗垃圾桶、生活垃圾桶。

(二) 操作前准备

1. 治疗车上层放置 治疗盘内:碘伏、棉签、1 mL 注射器 2 支、药物、无菌纱布、砂轮、4~5 号针头、0.1%盐酸肾上腺素。治疗盘外:治疗单、铺好的无菌盘、弯盘、PDA、速干手消毒剂。
2. 治疗车下层放置 医疗垃圾桶、生活垃圾桶、利器盒。

【操作流程】

操作流程	操 作 步 骤	要 点 说 明	人 文 关 怀
评估,解释	评估环境,核对患者床号、姓名	询问患者有无过敏史,如患者有该药物过敏史,停止做皮试并与医生联系	告知患者皮内注射的目的、方法、注意事项及配合要点
患者准备	协助患者上洗手间; 协助患者取舒适体位		
用物准备	根据医嘱准备药物、洗手; 核对药物名称、浓度、剂量、有效期; 检查药物质量,瓶身有无裂痕、溶液有无变色、有无浑浊、有无絮状物、有无沉淀; 检查棉签、注射器有效期、质量		
准备药物(安瓿)	将安瓿顶端药物弹至体部→用碘伏棉签消毒安瓿颈部→用砂轮在安瓿颈部划一锯痕→用碘伏棉签再次消毒安瓿颈部→用无菌纱布包裹安瓿颈部并掰断; 一手持注射器,将针尖斜面向下置安瓿内液面下,另一手持活塞柄,抽动活塞,吸取药物	打开注射器将针尖斜面与针筒刻度相反,检查针头有无钩、有无锈、有无弯曲,抽动活塞检查注射器有无漏气; 抽吸药物时遵循无余、无漏、无污染的原则	

续表

操作流程	操作步骤	要点说明	人文关怀
准备药物（密封瓶）	除去药瓶铝盖中心部分，常规消毒瓶塞，待干，注射器内注入与所需药物等量的空气，食指固定针栓将针头插入瓶内，注入空气，倒转药瓶，使针尖在液面下，吸取药物至所需量，食指固定针栓，拔出针头	打开注射器将针尖斜面与刻度相反，检查针头有无钩、有无锈、有无弯曲，抽动活塞，检查注射器有无漏气；抽吸药物时遵循无余、无漏、无污染的原则	
准备药物（结晶、粉剂、油剂）	结晶和粉剂药物先与0.9%氯化钠溶液、灭菌注射用水或其他专用溶媒混合，待药物充分溶解后吸取；混悬液先摇匀再吸取，勿用力振荡以免产生泡沫影响抽出药物的准确剂量；油剂应根据其药物性能经加热或用两手对搓药瓶后再抽吸，抽吸药物的方法与抽吸安瓿、密封瓶药物相同	打开注射器将针尖斜面与针筒刻度相反，检查针头有无钩、有无锈、有无弯曲，抽动活塞，检查注射器有无漏气；抽吸药物时遵循无余、无漏、无污染的原则	
排尽空气	将针头垂直向上，轻拉活塞，将针头中药物回抽到注射器内，并使气泡集于乳头根部，排出气体，将安瓿套在针头上，再次核对后放入无菌盘内	将抽吸好的药物放入铺好的无菌盘内；排气时将药物排在弯盘内	
选择部位	携用物至患者床旁，再次核对患者床号、姓名，选择合适的注射部位	药物过敏试验：选用前臂掌侧下段；预防接种：如卡介苗接种，常选用上臂三角肌下缘；局部麻醉的先驱步骤：选用实施局部麻醉处	
消毒皮肤	用碘伏或酒精消毒注射部位皮肤，待干		
核对，排气	再次将药物与医嘱核对，排尽注射器内空气	排气时将药物排在弯盘内	
进针，推药	左手绷紧局部皮肤，右手以平执式持注射器，针尖斜面向上，与皮肤成5°角进针，待针尖斜面完全刺入皮内后，放平注射器，左手拇指固定针栓，推入药物0.1 mL	推入药物时，使局部隆起呈半球状皮丘，皮肤变白并显露毛孔	进针前告知患者，消除患者紧张感
拔针，观察	注射完毕，迅速拔出针头，再次核对药物及患者信息；20 min后观察结果	如超过观察时间未进行结果观察，应重新做药物过敏试验	告知患者勿按揉注射部位，30 min内勿离开病室

续表

操作流程	操作步骤	要点说明	人文关怀
整理,记录	清理用物,整理床单位,协助患者取舒适卧位,洗手,观察结果并做出判断	记录皮试结果	告知患者皮试结果

【注意事项】

(1) 皮内注射前详细询问用药史、药物过敏史。

(2) 进针角度不宜太大,以免将药物注入皮下,影响药物作用的效果及反应的观察。

(3) 做皮内过敏试验时,应嘱患者勿按揉注射部位,以免影响对结果的判断。

(4) 需做对照试验时,则用另一注射器及针头,在另一侧前臂相应部位皮内注射0.9%氯化钠溶液。

(5) 药物过敏试验结果如为阳性反应,告知患者及其家属,治疗时不能选用此药,并记录在病历中。

【评分标准】

皮内注射操作评分标准

班级:　　　　姓名:　　　　主考教师:　　　　考核日期:

项　目	皮　内　注　射	分值	扣分	扣分理由
仪表	仪表端庄,着装整洁	3		
沟通技巧	表情自然,语言亲切、流畅、通俗易懂,能完整体现护理要求	2		
评估,解释	评估环境	2		
	核对患者床号、姓名	2		
	询问患者有无过敏史	6		
	解释操作目的,指导患者配合	2		
	查看患者皮试部位皮肤	2		
操作前准备	洗手、戴口罩	3		
	根据病情需要准备用物	2		
	检查各项用物是否完好	2		
	正确消毒	3		
	按无菌原则正确配制药物	10		
操作过程	核对患者姓名、床号	2		
	协助患者取舒适体位	2		
	按无菌原则消毒注射部位皮肤	3		
	正确排出空气	3		
	按无菌原则正确进针	3		
	注入药物方式正确	3		
	注入药物剂量准确	4		
操作后	再次核对药物	2		
	整理用物	3		
	各项用物消毒处理方法正确	8		
	在规定时间内正确观察皮试结果	5		

续表

项　目	皮　内　注　射	分值	扣分	扣分理由
综合评价	严格执行查对制度	5		
	严格执行无菌操作	8		
	无交叉污染	5		
提问	皮内注射操作的注意事项	5		
总分		100		

任务十八　皮下注射操作流程及评分标准

【操作目标】

（一）知识目标

（1）熟悉皮下注射的概念。

（2）掌握皮下注射的部位。

（3）掌握皮下注射的进针角度。

（二）技能目标

（1）掌握各种药物的抽吸技术。

（2）掌握皮下注射的操作方法。

（三）人文关怀

（1）做好操作前的解释工作。

（2）操作中动作轻柔，能用语言和非语言技巧与患者沟通交流。

（3）操作后对患者进行正确、全面的指导。

【操作准备】

（一）评估患者准备

1. 治疗车上层放置　医嘱执行单、PDA、速干手消毒剂。

2. 治疗车下层放置　医疗垃圾桶、生活垃圾桶。

（二）操作前准备

1. 治疗车上层放置　治疗盘内：碘伏、棉签、1 mL或2 mL注射器、药物、无菌纱布、砂轮。治疗盘外：治疗单、铺好的无菌盘、PDA、速干手消毒剂、弯盘。

2. 治疗车下层放置　医疗垃圾桶、生活垃圾桶、利器盒。

【操作流程】

操作流程	操作步骤	要点说明	人文关怀
评估,解释	评估环境,核对患者床号、姓名		告知患者皮下注射的目的、方法、注意事项及配合要点
患者准备	协助患者上洗手间; 协助患者取舒适体位		

续表

操作流程	操作步骤	要点说明	人文关怀
用物准备	根据医嘱准备药物、洗手；核对药物名称、浓度、剂量、有效期；检查药物质量，瓶身有无裂痕、溶液有无变色、有无浑浊、有无絮状物、有无沉淀；检查棉签、注射器有效期、质量		
准备药液（安瓿）	将安瓿顶端药物弹至体部→用碘伏棉签消毒安瓿颈部→用砂轮在安瓿颈部划一锯痕→用碘伏棉签再次消毒安瓿颈部→用无菌纱布包裹安瓿颈部并掰断 一手持注射器，将针尖斜面向下置于安瓿内液面下，另一手持活塞柄，抽动活塞，吸取药物		
准备药物（密封瓶）	除去铝盖中心部分，常规消毒瓶塞，待干，注射器内注入与所需药物等量的空气，食指固定针栓将针头插入瓶内，注入空气，倒转药瓶，使针尖在液面下，吸取药物至所需量，食指固定针栓，拔出针头	打开注射器将针尖斜面与针筒刻度相反，检查注射器针头有无钩、有无锈、有无弯曲，抽动活塞检查注射器有无漏气；抽吸药物时遵循无余、无漏、无污染的原则	
准备药物（结晶、粉剂、油剂）	结晶和粉剂药物先与0.9%氯化钠溶液、注射用水或其他专用溶媒混合，待药物充分溶解后吸取；混悬液先摇匀再吸取，勿用力振荡以免产生泡沫影响抽出药物的准确剂量；油剂应根据其药物性能经加热或用两手对搓药瓶后再抽吸，抽吸药物的方法与抽吸安瓿、密封瓶药物相同		
排尽空气	将针头垂直向上，轻拉活塞，将针头中药物回抽到注射器内，并使气泡集于乳头根部，排出气体，将安瓿套在针头上，再次核对后放入无菌盘内	将抽吸好的药物放入铺好的无菌盘内；排气时将药物排在弯盘内	
选择部位	携用物至病床旁，再次核对患者床号、姓名，选择合适的注射部位	一般常选用三角肌下缘、两侧腹壁、后背、大腿前侧和外侧	

续表

操作流程	操作步骤	要点说明	人文关怀
消毒皮肤	用碘伏消毒注射部位皮肤2次,待干	首次消毒方向为顺时针,再次消毒方向为逆时针	
核对,排气	再次将药物与医嘱核对,排尽空气	排气时将药物排在弯盘内	
进针,推药	左手绷紧局部皮肤→右手持注射器,以食指固定针栓针尖斜面向上,与皮肤成30°~40°角快速刺入针梗的2/3→一手固定针栓,另一手放松皮肤→抽吸无回血→缓慢注入药物	进针推药时做到"两快一慢":进针和拔针速度快,推药速度缓慢;如遇肥胖者,选用针梗长的针头注射,以免药物未注入肌层,导致皮下硬结;过于消瘦者,可捏起局部组织,穿刺角度适当减小	进针前安慰患者,缓解患者紧张感
拔针,观察	注射完毕,用无菌干棉签轻压进针处,快速拔针;轻压片刻,压迫至注射部位不出血即可,并再次核对药物及患者信息	按压时不可用棉签揉搓注射部位	告知患者勿按揉注射部位的原因
整理,记录	清理用物,整理床单位,协助患者取舒适卧位,洗手		

【注意事项】

(1) 对长期注射者,应有计划地更换注射部位,以免局部产生硬结,保证药物吸收良好;糖尿病患者可采用多部位轮流皮下注射法。

(2) 皮下注射胰岛素时,告知患者注射后15~30 min进食,以免因注射时间过长造成低血糖。

(3) 尽量避免皮下注射刺激性药物。

(4) 选择注射部位时应当避开炎症、破溃或有肿块的部位。

(5) 注射药物不足1 mL时,应选择1 mL注射器抽吸药物,以保证剂量准确。

(6) 皮下注射进针角度不宜超过45°,过瘦者捏起注射部位皮肤并减小进针角度注射。

【评分标准】

皮下注射操作评分标准

班级:　　　　姓名:　　　　主考教师:　　　　考核日期:

项 目	皮 下 注 射	分值	扣分	扣分理由
仪表	仪表端庄,着装整洁	3		
沟通技巧	表情自然,语言亲切、流畅、通俗易懂,能完整体现护理要求	2		
评估,解释	评估环境	2		
	核对患者床号、姓名	3		
	解释操作目的,指导患者配合	2		
	查看患者皮下注射部位皮肤情况	2		

续表

项 目	皮 下 注 射	分值	扣分	扣分理由
操作前准备	洗手、戴口罩	3		
	根据病情需要准备用物	3		
	检查各项用物是否完好	2		
	正确消毒	3		
	按无菌原则正确抽吸药物	6		
操作过程	核对患者床号、姓名	3		
	协助患者取舒适体位(端坐位或侧卧位)	3		
	注射部位正确	6		
	按无菌原则消毒注射部位皮肤	5		
	正确排出空气	3		
	按无菌原则正确进针	6		
	注入药物方式正确	6		
	拔针方式正确	5		
操作后	再次核对药物	2		
	整理用物	3		
	各项用物消毒处理方法正确	6		
综合评价	严格执行查对制度	5		
	严格执行无菌操作	6		
	无交叉污染	5		
提问	皮下注射操作的注意事项	5		
总分		100		

任务十九 肌内注射操作流程及评分标准

【操作目标】

（一）知识目标

（1）熟悉肌内注射的概念。
（2）掌握肌内注射的部位。
（3）掌握肌内注射的进针角度。

（二）技能目标

（1）掌握臀大肌十字定位法。
（2）掌握臀大肌连线定位法。
（3）掌握肌内注射方法。

（三）人文关怀

（1）做好操作前的解释工作。
（2）操作中动作轻柔，能用语言和非语言技巧与患者沟通交流。
（3）操作后对患者进行正确、全面的指导。

【操作准备】

(一) 评估患者准备

1. 治疗车上层放置 医嘱执行单、PDA、速干手消毒剂。

2. 治疗车下层放置 医疗垃圾桶、生活垃圾桶。

(二) 操作前准备

1. 治疗车上层放置 治疗盘内：碘伏、棉签、2 mL 或 5 mL 注射器、药物、纱布、砂轮。治疗盘外：治疗单、铺好的无菌盘、弯盘、速干手消毒剂。

2. 治疗车下层放置 医疗垃圾桶、生活垃圾桶、利器盒。

【操作流程】

操作流程	操作步骤	要点说明	人文关怀	临床经验
评估,解释	评估环境,核对患者床号、姓名		告知患者肌内注射的目的、方法、注意事项及配合要点	
患者准备	协助患者上洗手间；协助患者取舒适体位			
用物准备	根据医嘱准备药物、洗手；核对药物名称、浓度、剂量、有效期；检查药物质量,瓶身有无裂痕、溶液有无变色、有无浑浊、有无絮状物、有无沉淀；检查棉签、注射器有效期、质量			
准备药物（安瓿）	将安瓿顶端药物弹至体部→用碘伏棉签消毒安瓿颈部→用砂轮在安瓿颈部划一锯痕→用碘伏棉签再次消毒安瓿颈部→用无菌纱布包裹安瓿颈部并掰断 一手持注射器,将针尖斜面向下置于安瓿内液面下,另一手持活塞柄,抽动活塞,吸取药液	打开注射器将针尖斜面与针筒刻度相反,检查注射器针头有无钩、有无锈、有无弯曲,抽动活塞检查注射器有无漏气；抽吸药液时遵循无余、无漏、无污染的原则		
准备药物（密封瓶）	除去铝盖中心部分,常规消毒瓶塞,待干,注射器内注入与所需药物等量的空气,食指固定针栓将针头插入瓶内,注入空气,倒转药瓶,使针尖在液面下,吸取药物至所需量,食指固定针栓,拔出针头	打开注射器将针尖斜面与针筒刻度相反,检查注射器针头有无钩、有无锈、有无弯曲,抽动活塞检查注射器有无漏气；抽吸药物时遵循无余、无漏、无污染的原则		

续表

操作流程	操作步骤	要点说明	人文关怀	临床经验
准备药物（结晶、粉剂、油剂）	结晶和粉剂药先与0.9%氯化钠溶液、注射用水或其他专用溶媒混合，待充分溶解后吸取；混悬液先摇匀再吸取，勿用力振荡以免产生泡沫影响抽出药物的准确剂量；油剂应根据其药物性能经加热或用两手对搓药瓶后再抽吸，抽吸药物的方法与抽吸安瓿、密封瓶药物相同	打开注射器将针尖斜面与针筒刻度相反，检查注射器针头有无钩、有无锈、有无弯曲，抽动活塞检查注射器有无漏气；抽吸药物时遵循无余、无漏、无污染的原则		
排尽空气	将针头垂直向上，轻拉活塞，将针头中药物回抽到注射器内，并使气泡集于乳头根部，排出气体，将安瓿套在针头上，再次核对药物名称、浓度、剂量后放入无菌盘内	将抽吸好的药物放入铺好的无菌盘内；排气时将药液排在弯盘内		
选择部位	携用物至患者床旁，再次核对患者床号、姓名，选择合适的注射部位	一般成人选用臀大肌注射，儿童选用臀中肌或臀小肌注射		
消毒皮肤	用碘伏消毒注射部位皮肤两次，待干	首次消毒方向为顺时针，再次消毒方向为逆时针		
核对，排气	将药物与医嘱再次核对，排尽注射器内空气	排气时将药物排在弯盘内		
进针，推药	左手拇指、食指绷紧局部皮肤，右手以执笔式（毛笔）持注射器，中指固定针栓，用前臂带动腕部的力量，将针头迅速垂直刺入针梗的2/3，松开左手，抽动活塞，如无回血，固定针头，缓慢注入药物；如有回血，说明注入血管，应拔出更换针头及部位重新注射	进针推药时做到"两快一慢"：进针和拔针速度快，推药速度缓慢；如遇肥胖者，可选用针梗长的针头注射，以免药物未注入肌层，导致皮下硬结	进针前安慰患者，缓解患者紧张感	注射刺激性大的药物时，在注射前先将活塞后拉，使针头末端不残留药物，以减轻进针过程中残留在针头末端的药物刺激肌肉组织；拔针时同样先将活塞后拉，使针头末端残留的药物回收，这样便可减轻拔针过程中残留在针头末端的药物对肌肉组织的刺激性

续表

操作流程	操作步骤	要点说明	人文关怀	临床经验
拔针,观察	注射完毕,用无菌干棉签轻压进针处,快速拔针;轻压片刻,压迫注射部位至不出血即可,并再次核对药物及患者信息	按压时不可用棉签揉搓针眼处	告知患者勿按揉注射部位的目的	
整理,记录	清理用物,整理床单位,协助患者取舒适卧位,洗手			

【注意事项】

(1) 一般成人选择臀大肌注射,对2岁以下婴幼儿一般选择臀中肌、臀小肌注射,患者取坐位时可选用上臂三角肌注射。

①臀大肌注射定位法。

a.十字法:从臀裂顶点向左或向右划一水平线,然后从髂嵴最高点作一条垂线,将臀部分为四个象限,选择外上象限避开内角即为注射部位。

b.连线法:取一侧髂前上棘与尾骨连线外上1/3处为注射部位。

②臀中肌、臀小肌注射定位法。

a.以食指、中指尖分别置于髂前上棘和髂嵴下缘处,由两指和髂嵴之间构成一个三角形区域,此区域为注射部位。

b.髂前上棘外侧三横指处(以患者的手指宽度为准)为注射部位。

③上臂三角肌注射定位法:上臂外侧,肩峰下2~3横指处。

(2) 注射时切勿将针梗全部刺入,以防针梗从衔接处折断。若针头折断,保持局部与肢体不动,以防针头移动,使用血管钳将针梗断端取出。

(3) 需长期注射者,应交替更换注射部位,避免或减少局部组织硬结的发生。如长期注射出现硬结时,可采用热敷、理疗等方法处理。

(4) 同时注射两种或两种以上药物时,应注意药物的配伍禁忌。

【评分标准】

肌内注射操作评分标准

班级:　　　　姓名:　　　　主考教师:　　　　考核日期:

项　目	肌　内　注　射	分值	扣分	扣分理由
仪表	仪表端庄,着装整洁	3		
沟通技巧	表情自然,语言亲切、流畅、通俗易懂,能完整体现护理要求	2		
评估,解释	评估环境	2		
	核对患者床号、姓名	2		
	询问患者有无过敏史	6		
	解释操作目的,指导患者配合	2		
	查看患者肌注部位皮肤情况	2		

续表

项 目	肌 内 注 射	分值	扣分	扣分理由
操作前准备	洗手、戴口罩	3		
	根据病情需要准备用物	2		
	检查各项用物是否完好	2		
	正确消毒	3		
	按无菌原则正确抽吸药物	6		
操作过程	核对患者床号、姓名	3		
	协助患者取舒适体位(端坐位或侧卧位)	3		
	注射部位正确(两种定位方法任选其中一种)	6		
	按无菌原则消毒注射部位皮肤	4		
	正确排出空气	3		
	按无菌原则正确进针	6		
	注入药物方式正确	5		
	拔针方式正确	3		
操作后	再次核对药物	2		
	整理用物	3		
	各项用物消毒处理方法正确	6		
综合评价	严格执行查对制度	5		
	严格执行无菌操作	6		
	无交叉污染	5		
提问	肌内注射操作的注意事项	5		
总分		100		

任务二十 保护性约束操作流程及评分标准

【操作目标】

(一)知识目标

(1)掌握保护性约束的目的。

(2)掌握保护性约束的注意事项。

(二)技能目标

(1)掌握各部位的保护性约束技术。

(2)掌握保护性约束技术的适用范围。

(三)人文关怀

(1)做好操作前的解释工作。

(2)操作中动作轻柔,能用语言和非语言技巧与患者沟通交流。

(3)操作后对患者及家属进行正确、全面的健康教育。

【操作准备】

(一) 评估患者准备

1. 治疗车上层放置 医嘱执行单、PDA、速干手消毒剂。

2. 治疗车下层放置 医疗垃圾桶、生活垃圾桶。

(二) 操作前准备

1. 治疗车上层放置 肢体约束带(或小毛巾、棉垫、绷带若干)、肩部约束带、膝部约束带(或大单)、小垫圈、软枕(必要时备)。

2. 治疗车下层放置 医疗垃圾桶、生活垃圾桶。

【操作流程】

操作流程	操作步骤	要点说明	人文关怀	临床经验
评估,解释	核对患者床号、姓名等信息；评估患者病情、年龄、意识、肢体活动度、需约束的部位		告知家属保护性约束的目的、重要性、安全性,征得其同意	家属签署保护性约束知情同意书
用物准备	准备用物(根据患者约束部位选择约束带及其他用物)→洗手、戴口罩			
肢体约束法	放下床栏→松开床尾盖被→检查患者肢体皮肤、血液循环情况及肢体活动度→暴露患者近侧上肢→在手腕处放置小毛巾或棉垫,并将其包裹→用约束带在小毛巾或棉垫外打成双套结→轻拉约束带,使之不易脱出→拉上床栏并将约束带系于床缘→同法约束患者近侧下肢→将治疗车推至对侧,放下床栏→同法约束对侧上肢→同法约束对侧下肢	此方法多用于手腕、踝部约束；如有肢体约束带可直接放于四肢处约束；约束带松紧度以伸进1~2指为宜		临床约束常见失败原因：①肢体约束带系在床栏上而非床上,患者自行解开约束带系带；②患者未解开约束带系带,但通过活动手指从约束带中间脱出；③患者未解开约束带系带,但通过抬头配合手指活动拔除导管；应对措施：采用连指手套式约束带。同时可将塑料握球或棉织物包裹的圆形泡沫软垫填充手套掌侧布袋,能有效防止手部对指运动,且可保持手功能位
肩部约束法	检查患者肩部皮肤及肢体活动度→将大单折成长约120 cm,宽约8 cm的宽布→枕头立于床头→在患者两侧腋窝处垫上棉垫→将折好的大单放于患者两侧肩部下方,分别从两侧腋下交叉拉出→将大单系于床头	此方法多用于限制患者坐起。如有肩部约束带,可将患者两侧肩部套上袖筒,腋窝处垫上棉垫,两袖筒上的细带在胸前打结固定,将两条宽的长带系于床头		

续表

操作流程	操作步骤	要点说明	人文关怀	临床经验
膝部约束法	检查患者膝部皮肤及肢体活动度→将大单折成长约250 cm,宽约15 cm的宽布→在患者两侧腘窝处垫上棉垫→将折好的大单横放于两膝下,分别从两侧膝下交叉拉出→将大单系于床缘→在患者足跟下垫上小垫圈	此方法多用于限制患者下肢活动;如有膝部约束带时,腘窝处垫上棉垫,将约束带横放于两膝上,宽带下两头带分别系于一侧膝关节,将宽带两端系于床缘		
全身约束法	检查患儿约束部位皮肤及肢体活动度→将大单折成由患儿肩部至踝部的长度→将患儿置于大单中间→用靠近操作者一侧的大单紧紧包裹患儿同侧的上肢、躯干和下肢至对侧→大单自患儿腋下包裹并压于患儿身下→将大单的另一侧包裹患儿同侧的肢体→将大单剩余部分紧压于靠操作者一侧患儿的身下(如患儿过分躁动,可用约束带加固)	此方法多用于约束患儿;折叠大毛巾或大单达到能盖住患儿肩部至足跟部的宽度;约束带以能容纳1~2指为宜,避免过松或过紧;保持患儿舒适体位,定时改变体位,减轻疲劳;注意观察约束部位的皮肤颜色、温度及血液循环情况,每15 min观察一次,每2 h松解约束带一次	告知患儿家属保护性约束的注意事项	如患儿躁动剧烈,可用约束带围绕双臂打活结固定
整理,记录	告知患儿家属注意事项→整理床单位→用速干手消毒剂喷手→推治疗车回治疗室,收拾用物(用消毒液擦拭治疗车、治疗盘,治疗盘反扣晾干备用)→洗手→脱口罩→记录	告知患儿家属,约束过程中,护士会随时观察患儿皮肤颜色、温度及末梢循环情况		

【注意事项】

(1)保护性约束期间保证肢体处于功能位,保持适当的肢体活动度。

(2)密切观察约束部位的皮肤颜色、温度、感觉及肢体活动,若发现肢体苍白、冰冷、麻木时,应立即放松约束带。必要时进行局部按摩,促进约束部位血液循环。

(3)保护性约束属于制动措施,使用时间不宜过长,病情稳定或治疗结束后,应及时解除约束。需要长时间约束者,每2 h松解约束带一次,活动肢体并协助患者翻身、拍背。

（4）准确记录并交接班，包括约束的原因、开始保护性约束的时间、约束带的数量、约束部位及其皮肤情况、解除约束的时间。

【评分标准】

保护性约束操作评分标准

班级：　　　　姓名：　　　　主考教师：　　　　考核日期：

项　目	保护性约束	分值	扣分	扣分理由
仪表	仪表端庄，着装整洁	3		
沟通技巧	表情自然，语言亲切、流畅、通俗易懂，能完整体现护理要求	2		
评估，解释	评估环境	3		
	核对患者床号、姓名信息	2		
	评估患者的病情、年龄、意识状态、肢体活动度、需约束的部位	3		
操作前准备	洗手、戴口罩	3		
	根据患者需要准备用物，摆放顺序合理	3		
操作过程	松开床尾盖被，检查患者肢体皮肤颜色、温度、血液循环情况及肢体活动度	5		
	手腕处放置小毛巾或棉垫并将其包裹，用约束带在小毛巾或棉垫外打成双套结	6		
	轻拉约束带，使之不易脱出	5		
	拉上床栏并将约束带系于床沿	5		
	同法约束患者近侧下肢	6		
	同法约束对侧上肢	6		
	同法约束对侧下肢	6		
	告知患者家属，随时观察患者皮肤颜色、温度及末梢循环情况	5		
	整理床单位	5		
操作后	整理用物	3		
	各项用物清洗、消毒处理	5		
综合评价	无交叉污染	5		
	约束部位合适，患者皮肤无损伤	8		
	注意观察患者皮肤情况	6		
提问	保护约束操作的注意事项	5		
总分		100		

项目二 呼吸系统技能操作流程及评分标准

任务一 口腔护理操作流程及评分标准

【操作目标】

（一）知识目标

(1) 熟悉口腔护理的概念。

(2) 掌握口腔护理的目的。

(3) 掌握口腔护理的注意事项。

(4) 掌握常用漱口液的作用。

（二）技能目标

(1) 掌握口腔护理的擦洗顺序。

(2) 根据患者病情，选择合适的口腔护理液。

（三）人文关怀

(1) 做好操作前的解释工作。

(2) 操作中动作轻柔，能用语言和非语言技巧与患者沟通交流。

(3) 操作后对患者及其家属进行正确、全面的健康教育。

【操作准备】

（一）评估患者准备

1. 治疗车上层放置 手电筒、治疗单、PDA、速干手消毒剂。

2. 治疗车下层放置 医疗垃圾桶、生活垃圾桶。

（二）口腔护理准备

1. 治疗车上层放置 治疗盘内：治疗碗或一次性杯子（内装温开水）、吸水管、口腔护理盘（内有16个棉球、1块纱布、1把血管钳、1把镊子）、压舌板、无菌镊子、漱口液（若选择漱口液为生理盐水需准备棉签、50 mL注射器、碘伏）、一次性治疗巾、手电筒、液体石蜡、外用药（根据病情选择）、手套。治疗盘外：速干手消毒剂、治疗单、PDA。

2. 治疗车下层放置 医疗垃圾桶、生活垃圾桶、利器盒。

【操作流程】

操作流程	操作步骤	要点说明	人文关怀	临床经验
评估，解释	评估环境，核对患者床号、姓名等信息	用手遮挡手电筒余光，避免刺激眼睛；检查口腔清洁度、口腔黏膜有无出血、溃疡和特殊气味，根据情况选择漱口液	向患者及其家属解释口腔护理的目的，询问有无活动性义齿；协助患者上洗手间	根据患者口腔情况选择棉球数量，当口腔分泌物过多时，可适当增加棉球数量
用物准备	准备用物（根据患者情况准备漱口液）→洗手、戴口罩；检查各种用物的包装、有效期、质量→打开口腔护理盘，用无菌镊子将口腔护理盘内的血管钳、镊子、压舌板依次取出放好→清点棉球数量→按无菌原则用注射器抽吸10～30 mL漱口液湿润棉球→将口腔护理盘盖好	棉球不易过湿，以防患者误吸漱口液		
安置卧位	携用物至患者床旁→再次核对患者信息→协助患者取仰卧位或侧卧位，头偏向操作者一侧		告知患者及其家属采取该体位的目的	
湿润口唇	毛巾呈"V"形围于颌下→打开口腔护理盘→将弯盘放于口角旁→用棉签蘸温开水或液体石蜡湿润口唇	湿润口唇的目的是防止张口时引起口唇皲裂出血		
摘取义齿	操作者戴手套协助患者取下活动性义齿，将取下的义齿放在盛有冷开水的容器内	一般按照先上后下的顺序摘取	告知患者取下活动性义齿的目的	

续表

操作流程	操作步骤	要点说明	人文关怀	临床经验
协助漱口	协助患者用吸水管吸温开水漱口	昏迷患者禁漱口		
观察口腔	嘱患者张口,一手用压舌板撑开颊部,另一手持手电筒再次观察口腔情况	昏迷及牙关紧闭、无法自行张口的患者,可用张口器	张口器从臼齿处放入	
擦洗口腔	擦洗顺序:嘱患者咬合上下齿→从对侧外面擦洗至门齿→从近侧外面擦洗至门齿→从对侧上内面至门齿→从对侧上咬合面至门齿→从对侧下内侧面至门齿→从对侧下咬合面至门齿→对侧颊部。同方法擦洗近侧→最后擦洗上颚舌面、舌背侧、"Z"形擦洗口腔底	每个棉球擦洗一次,擦洗动作要轻,防止血管钳碰伤黏膜及牙龈;血管钳应夹紧棉球,避免棉球遗留在口腔内,擦洗时勿触及咽部,以免恶心;夹取棉球擦洗口腔的血管钳避免与无菌镊子发生碰撞,以免污染无菌镊子	擦洗过程中随时询问患者的感受	对于面瘫患者,应将颊龈沟处食物残渣彻底清理
漱口,涂药	清点棉球数量→漱口→用纱布擦干口唇→再次用电筒观察口腔内情况→口唇干裂者涂液体石蜡	如有口腔溃疡、真菌感染,酌情涂药于患处		
整理,记录	撤除弯盘及治疗巾→告知患者注意事项→整理床单位→用速干手消毒剂喷手→推治疗车回治疗室,整理用物(医疗垃圾、生活垃圾分类放置,由医院感染管理科统一回收处理,用消毒液擦拭治疗车、治疗盘,治疗盘反扣晾干备用)→洗手、脱口罩→记录			

【注意事项】

(1)擦洗时用血管钳夹紧棉球,每次一个,防止棉球遗留在患者口腔内;棉球不宜过湿,以防患者误吸多余漱口液。

（2）动作宜轻柔，特别是对凝血功能异常的患者，应防止碰伤其黏膜及牙龈。

（3）昏迷、牙关紧闭者用张口器张口，张口器应从臼齿处放入，牙关紧闭者不可用暴力使其张口，以免造成损伤。

（4）传染病患者用物按隔离消毒原则处理。

（5）对长期应用抗生素者应观察口腔黏膜有无真菌感染。

【评分标准】

口腔护理操作评分标准

班级：　　　　姓名：　　　　主考教师：　　　　考核日期：

项目	口腔护理	分值	扣分	扣分理由
仪表	仪表端庄，着装整洁	2		
沟通技巧	表情自然，语言亲切、流畅、通俗易懂，能完整体现护理要求	2		
评估,解释	评估环境	2		
	核对患者床号、姓名等信息	2		
	评估患者口腔情况	2		
	解释操作目的,指导患者配合	2		
操作前准备	洗手、戴口罩	3		
	根据病情需要准备口腔护理用物	3		
	打开口腔护理盘,清点棉球	2		
	适度湿润棉球	3		
	备齐用物,放置合理	2		
操作过程	协助患者取舒适体位（仰卧位或头偏向一侧）	2		
	义齿处理方法正确	2		
	颌下铺巾、放置弯盘位置适当	2		
	漱口,擦拭口唇,观察口腔情况	2		
	正确使用压舌板、开口器等	2		
	夹取棉球或纱布方法正确	2		
	擦洗顺序、方法正确	30		
	清点使用棉球数量	3		
	漱口,擦拭口唇,观察口腔情况	2		
	口腔疾病处理正确	2		
	擦洗过程随时询问患者的感受	2		
	操作中不污染床单	3		
操作后	整理物品	2		
	指导患者正确的漱口方法及意义	3		
评价	严格执行查对制度	3		
	严格执行无菌操作	5		
	无交叉污染	3		
提问	口腔护理操作的注意事项	5		
总分		100		

任务二　雾化吸入操作流程及评分标准

【操作目标】

（一）知识目标

（1）掌握雾化吸入的目的。

（2）掌握雾化吸入的注意事项。

（二）技能目标

（1）掌握雾化器的使用方法。

（2）掌握雾化吸入技术。

（三）人文关怀

（1）做好操作前的解释工作。

（2）操作中动作轻柔，能用语言和非语言技巧与患者沟通交流，让患者配合操作。

【操作准备】

（一）评估患者准备

1. 治疗车上层放置　医嘱执行单、PDA、速干手消毒剂。

2. 治疗车下层放置　医疗垃圾桶、生活垃圾桶。

（二）操作前准备

1. 治疗车上层放置　治疗盘内：无菌纱布、砂轮、碘伏、棉签、生理盐水、10 mL 注射器、雾化药物、一次性治疗巾、雾化器、一次性雾化管道、一次性口含嘴或面罩。治疗盘外：治疗单、PDA、速干手消毒剂等。

2. 治疗车下层放置　医疗垃圾桶、生活垃圾桶、利器盒。

【操作流程】

操作流程	操作步骤	要点说明	人文关怀	临床经验
评估，解释	评估环境（安静、整洁、舒适、安全）；核对患者床号、姓名等信息	评估患者意识状态和配合程度，选用口含嘴或面罩	告知患者雾化吸入的目的及注意事项	
患者准备	协助患者上洗手间；协助患者取舒适体位			
用物准备	准备用物（根据医嘱准备药物和溶液）；洗手，戴口罩	检查棉签、无菌纱布、一次性口含嘴的外包装、有效期、质量；检查药物及溶液的质量		

续表

操作流程	操作步骤	要点说明	人文关怀	临床经验
配制药物	在治疗室用砂轮在安瓿颈部划一锯痕→碘伏棉签消毒安瓿→用无菌纱布包裹安瓿并掰开→按无菌原则抽吸药物加入雾化器内→用碘伏棉签消毒生理盐水瓶口及边缘→按无菌原则抽吸生理盐水 30～50 mL 加入雾化器内→注明开瓶日期、时间及用途	按无菌原则配制药物		使用压缩空气雾化器时，加入雾化器内的生理盐水应小于 10 mL；进行氧气雾化吸入时，严禁患者及其家属吸烟
连接管道	连接雾化器与一次性雾化管道→连接一次性口含嘴与一次性雾化管道			
核对，解释	再次核对患者床号、姓名等信息→协助患者取舒适体位→在患者颌下铺一次性治疗巾			
调节雾量	连接雾化器的电源→调节定时开关至所需时间（一般为 15～20 min）→调节至合适的雾量→将一次性口含嘴放入患者口中（或戴面罩）→嘱患者闭口做深呼吸		指导患者正确进行雾化吸入	
关闭机器	治疗完毕嘱患者取下一次性口含嘴→调节雾量开关至最小→关闭雾化器开关→拔下电源→用无菌纱布拭净患者面部			
整理，记录	收拾用物→告知患者注意事项→用速干手消毒剂喷手，推治疗车回治疗室→收拾用物（医疗垃圾、生活垃圾分类放置，由医院感染管理科统一回收处理，用消毒液擦拭治疗车、治疗盘，治疗盘反扣晾干备用，清水冲净雾化器加药处）→洗手、脱口罩→签字			

【注意事项】

(1) 使用前检查雾化器各部件是否完好,有无松动、脱落等异常情况。注意仪器的保养。

(2) 水槽内严禁加入温水或热水。使用过程中水槽内水温达到50 ℃时水量不足的情况下,应停机并更换。

(3) 观察患者痰液排出情况,若因分泌物黏稠不易咳出,应给予拍背以协助痰液排出,必要时吸痰。

【评分标准】

雾化吸入操作评分标准

班级:　　　　　姓名:　　　　　主考教师:　　　　　考核日期:

项 目	雾 化 吸 入	分值	扣分	扣分理由
仪表	仪表端庄,着装整洁	3		
沟通技巧	表情自然,语言亲切、流畅、通俗易懂,能完整体现护理要求	2		
评估,解释	评估环境	2		
	用两种以上方法核对患者床号、姓名等信息	2		
	评估患者意识状态	2		
	解释操作目的,指导患者配合	2		
操作前准备	洗手、戴口罩	3		
	根据医嘱准备用物	3		
操作过程	检查用物是否完好	3		
	按无菌原则配制药物	10		
	将雾化药物和生理盐水加入雾化器内	6		
	连接雾化器管道	6		
	核对患者床号、姓名	5		
	协助患者取舒适体位,铺好一次性治疗巾	3		
	连接雾化器电源,调节雾量	6		
	将一次性口含嘴放入患者口中或戴面罩	5		
	治疗结束,关闭电源,用无菌纱布拭净患者面部	5		
操作后	整理用物	3		
	用物消毒处理方法正确	8		
综合评价	严格执行查对制度	6		
	无交叉污染	10		
提问	雾化吸入操作的注意事项	5		
总分		100		

任务三　吸痰操作流程及评分标准

【操作目标】

(一) 知识目标

(1) 掌握吸痰的部位。

(2) 掌握吸痰的目的。

(3) 掌握吸痰的注意事项。

（二）技能目标

(1) 掌握经鼻吸痰的方法。

(2) 掌握经口吸痰的方法。

（三）人文关怀

(1) 做好操作前的解释工作。

(2) 操作中动作轻柔，能用语言和非语言技巧与患者沟通交流，让患者配合操作。

【操作准备】

（一）评估患者准备

1. 治疗车上层放置 医嘱执行单、PDA、速干手消毒剂。

2. 治疗车下层放置 医疗垃圾桶、生活垃圾桶。

（二）操作前准备

1. 治疗车上层放置 治疗盘内：玻璃接头、生理盐水、一次性吸痰管、一次性手套、无菌纱布、手电筒、听诊器等。治疗盘外：治疗单、PDA、速干手消毒剂。

2. 治疗车下层放置 医疗垃圾桶、生活垃圾桶。

3. 其他 吸痰车、吸痰装置。

【操作流程】

操作流程	操作步骤	要点说明	人文关怀
评估，解释	评估环境（安静、整洁、舒适、安全）→携病历、手电筒、听诊器至患者床旁→核对患者床号、姓名等信息→评估患者合作程度→用听诊器依次听诊患者两侧肺尖、肺底是否有痰鸣音→评估患者口腔及鼻腔黏膜情况并选用合适的吸痰方式	经口吸痰有困难者，可经鼻吸痰；询问患者有无鼻部手术史，用手电筒观察患者鼻部有无鼻中隔偏曲、鼻息肉等	告知患者吸痰的目的及注意事项，取得患者配合
患者准备	协助患者上洗手间；协助患者取舒适体位		
用物准备	准备用物→洗手→戴口罩→在治疗室连接一次性吸痰装置并检查其性能	检查棉签、一次性吸痰管、无菌纱布的外包装、有效期、质量	
再次核对	携用物至患者床旁→再次核对患者信息→检查吸痰装置性能是否完好，连接电源调节负压	成人吸痰负压为 300～400 mmHg；小儿吸痰负压小于 300 mmHg	
安置体位	协助患者取舒适体位，将头偏向操作者一侧，嘱患者张口，观察患者口鼻腔内痰液的深度、性状、量	昏迷患者应使用张口器和舌钳；舌后坠，用舌钳拉出舌头	

续表

操作流程	操作步骤	要点说明	人文关怀
抽吸痰液	观察患者生命体征,将氧流量调至4~6 L/min→用速干手消毒剂喷手→打开一次性吸痰管外包装,戴一次性手套→取出吸痰管并盘绕在戴有手套的手中与玻璃接头连接→试吸并湿润吸痰管→观察患者生命体征→开始吸痰→再次观察患者生命体征→用生理盐水冲净吸痰管并将其缠绕在手上→用无菌纱布擦拭患者口鼻腔→关闭吸痰装置开关	抽吸痰液时注意观察患者的生命体征; 严格执行无菌操作,动作轻柔、敏捷,从深部向上提拉,左右旋转,由深到浅,依次吸净分泌物	
冲管,消毒	将手套翻转脱下与纱布、吸痰管一起丢进医疗垃圾桶→冲净玻璃接头后放入盛有消毒液的试管中→盖好生理盐水盖子→用听诊器再次听诊患者双肺痰鸣音→将氧流量调回至2~3 L/min		
整理,记录	收拾用物→告知患者注意事项→用速干手消毒剂喷手,推治疗车回治疗室→收拾用物(医疗垃圾、生活垃圾分类放置,用消毒液擦拭治疗车,治疗盘,治疗盘反扣晾干备用)→洗手、脱口罩→签字	吸痰器用500 mg/L含氯消毒液浸泡30 min后用清水冲净晾干备用; 如为感染患者应用1000 mg/L含氯消毒液浸泡30 min后用清水冲净晾干备用	嘱患者多饮水、勤变换体位,以助痰液排出

【注意事项】

(1) 吸痰前后应给予高流量吸氧(氧流量4~6 L/min),每次吸痰时间不超过15 s,如痰液较多,需要再次吸引,应间隔3~5 min。一根吸痰管只能使用一次。

(2) 如患者痰液黏稠,可以配合翻身、叩背、蒸汽吸入或雾化吸入;出现缺氧症状如发绀、心率下降等应立即停止吸痰,休息后再吸。

(3) 注意观察患者痰液的性状、颜色、量。

(4) 为婴儿吸痰时,吸痰管要细、动作要轻、负压要小,以免损伤患儿口鼻腔黏膜。

【评分标准】

吸痰操作评分标准

班级:　　　　姓名:　　　　主考教师:　　　　考核日期:

项　目	吸　痰	分值	扣分	扣分理由
仪表	仪表端庄,着装整洁	2		
沟通技巧	表情自然,语言亲切、流畅、通俗易懂,能完整体现护理要求	2		
评估,解释	评估环境及患者口鼻腔情况	2		
	核对患者床号、姓名等信息	2		
	询问、了解患者情况	2		
	解释操作目的,指导患者配合	2		

续表

项 目	吸　　痰	分值	扣分	扣分理由
操作前准备	洗手、戴口罩	3		
	根据医嘱准备用物	2		
	备齐用物,放置合理	2		
操作过程	核对患者床号、姓名	3		
	检查吸痰装置是否完好,连接电源调节负压	3		
	协助患者取舒适体位,头偏向操作者一侧	3		
	嘱患者张口,观察患者口鼻腔内痰液的深度、性状、量	3		
	观察患者心电监护的情况,将氧流量调至 4～6 L/min	5		
	打开一次性吸痰管外包装	3		
	戴无菌手套	5		
	将吸痰管盘绕在戴一次性手套的手上并与玻璃接头连接	3		
	试吸并湿润吸痰管	3		
	观察患者生命体征	3		
	吸痰,每次不超过 15 s,不损伤患者黏膜	5		
	再次观察患者生命体征	3		
	用生理盐水冲净吸痰管并将其缠绕在手上	3		
	用无菌纱布擦拭患者口鼻腔,关闭吸痰装置开关	3		
	冲净玻璃接头后放入盛有消毒剂的试管中	3		
	用听诊器再次听诊患者双肺痰鸣音	3		
	将氧流量调回至 2～3 L/min	3		
操作后	整理物品	3		
	告知患者注意事项	3		
评价	严格执行查对制度	5		
	严格无菌操作	5		
	无交叉污染	3		
提问	吸痰操作的注意事项	5		
总分		100		

任务四　有效排痰操作流程及评分标准

【操作目标】

(一) 知识目标

(1) 掌握进行胸部叩击及震颤法的时间、部位。

(2) 掌握排痰的目的。

(3) 掌握排痰的注意事项。

(二) 技能目标

(1) 掌握胸部叩击的操作方法。

(2) 掌握并正确指导患者进行缩唇呼吸。

（三）人文关怀

(1) 做好操作前的解释工作。

(2) 操作中动作轻柔，能用语言和非语言技巧与患者沟通交流，让患者配合操作。

(3) 操作后对患者及其家属进行正确、全面的健康教育。

【操作准备】

（一）评估患者准备

1. 治疗车上层放置 医嘱执行单、PDA、速干手消毒剂。

2. 治疗车下层放置 医疗垃圾桶、生活垃圾桶。

（二）操作前准备

1. 治疗车上层放置 治疗盘内：听诊器、水杯、痰盂、纱布数块等。治疗盘外：治疗单、PDA、速干手消毒剂。

2. 治疗车下层放置 医疗垃圾桶、生活垃圾桶。

【操作流程】

操作流程	操作步骤	要点说明	人文关怀
评估,解释	评估环境（安静、整洁、舒适、安全）→携病历、手电筒、听诊器至患者床旁→核对患者床号、姓名等信息→评估患者合作程度→用听诊器依次听诊患者两侧肺尖、肺底是否有痰鸣音		告知患者有效排痰的目的及注意事项
患者准备	协助患者上洗手间；协助患者取舒适体位		
操作前准备	准备用物→洗手、戴口罩	检查纱布等时要注意检查包装、有效期、质量	
再次核对	携用物至患者床旁→再次核对患者信息		
安置体位	协助患者取坐位或抬高床头→患者上身稍前倾		
缩唇呼吸	嘱患者深呼吸数次→用鼻深吸气至膈肌完全下降→屏气数秒→进行2～3次短促有力的咳嗽→缩唇呼出余气→循环2～3次→休息或正常呼吸几分钟→重新开始	用鼻吸气,呼气时缩唇,缓慢呼出余气,吸气与呼气的比例为1∶2,以1∶4为目标	
胸部叩击	五指合拢呈杯状→利用腕力从肺底由下向上、由外向内,快速有节奏地叩击胸背部	在餐前30 min或餐后2 h进行,避开乳房、心脏和骨突（脊椎、胸骨、肩胛骨）部位；叩击时,移动速度要缓慢；肺下叶及感染部位可适当延长叩击时间	排痰过程中,注意观察患者生命体征,如有不适,暂停操作,及时处理

续表

操作流程	操作步骤	要点说明	人文关怀
整理,记录	协助患者漱口→用纱布拭净患者口唇→取舒适体位→整理床单位→收拾用物→告知患者注意事项→用速干手消毒剂喷手,推治疗车回治疗室→整理用物(医疗垃圾、生活垃圾分类放置,用消毒液擦拭治疗车、治疗盘,治疗盘反扣晾干备用)→洗手、脱口罩→签字		指导患者正确排痰

【注意事项】

(1) 根据患者的体形、营养状态、耐受能力、合作程度选择叩击方法、时间及频率。

(2) 排痰过程中注意观察患者生命体征,若患者出现缺氧症状如发绀、心率下降等应立即停止。

(3) 叩击排痰前,备好吸痰装置,痰液黏稠者先行雾化吸入,在雾化过程中如闻及痰鸣音,可先行吸痰。

(4) 注意观察患者痰液的性状、颜色、量。

【评分标准】

有效排痰操作评分标准

班级:　　　　姓名:　　　　主考教师:　　　　考核日期:

项　目	有 效 排 痰	分值	扣分	扣分理由
仪表	仪表端庄,着装整洁	2		
沟通技巧	表情自然,语言亲切、流畅、通俗易懂,能完整体现护理要求	2		
评估,解释	评估环境	1		
	核对患者床号、姓名等信息	2		
	携病历、手电筒、听诊器至患者床旁,核对患者床号、姓名等信息,评估其合作程度	4		
	用听诊器依次听诊患者双侧肺尖、肺底是否有痰鸣音,告知患者有效排痰的目的及注意事项	5		
操作前准备	协助患者上洗手间	1		
	协助患者取舒适体位	3		
	备齐用物,放置合理,洗手、戴口罩	2		
操作过程	核对患者床号、姓名	3		
	协助患者取坐位或侧卧位	5		
	正确指导患者进行缩唇呼吸	15		
	五指合拢呈杯状,利用腕力从肺底由下向上、由外向内,快速有节奏地叩击胸背部	20		
	排痰过程中,注意观察患者生命体征	5		
	协助患者漱口,用纱布拭净患者口唇,取舒适体位	5		
操作后	整理床单位,告知患者注意事项	5		
	整理用物	5		

续表

项　目	有　效　排　痰	分值	扣分	扣分理由
评价	严格执行查对制度	5		
	无交叉污染	5		
提问	有效排痰操作的注意事项	5		
总分		100		

任务五　氧气吸入操作流程及评分标准(氧气瓶)

【操作目标】

(一)知识目标

(1)掌握氧气吸入的目的。

(2)掌握氧气吸入的注意事项。

(二)技能目标

(1)掌握氧气瓶的使用方法。

(2)掌握氧气吸入技术。

(三)人文关怀

(1)做好操作前的解释工作。

(2)操作中动作轻柔,能用语言和非语言技巧与患者沟通交流,让患者配合操作。

【操作准备】

(一)评估患者准备

1. 治疗车上层放置　医嘱执行单、PDA、速干手消毒剂。

2. 治疗车下层放置　医疗垃圾桶、生活垃圾桶。

(二)操作前准备

1. 治疗车上层放置　治疗盘内:湿化瓶、一次性鼻导管、棉签、治疗碗(内装生理盐水)、纱布、别针、橡皮筋、记录卡、蒸馏水或冷开水、扳手,供氧装置一套(氧气瓶、氧气流量计)、手电筒。治疗盘外:速干手消毒剂。

2. 治疗车下层放置　医疗垃圾桶、生活垃圾桶、利器盒。

【操作流程】

操作流程	操作步骤	要点说明	人文关怀
评估,解释	评估环境(安静、整洁、舒适、安全)→携病历至患者床旁→核对患者床号、姓名等信息→评估患者缺氧及合作程度→用手电筒查看患者鼻腔情况→告知患者吸氧的目的及注意事项→检查供氧装置是否有"满"和"四防"的标识	询问患者有无鼻部手术史,用手电筒观察患者有无鼻中隔偏曲、鼻息肉等; 轻压患者鼻部(左右交替),评估患者鼻腔通畅情况	告知患者吸氧的目的及注意事项,取得患者配合; 观察鼻腔时用手遮住手电筒余光,避免刺激患者眼睛

续表

操作流程	操作步骤	要点说明	人文关怀
患者准备	协助患者上洗手间；协助患者取舒适体位		
用物准备	准备用物→洗手、戴口罩；在治疗室将蒸馏水或冷开水倒入湿化瓶内(占湿化瓶容量的1/3～1/2)	检查棉签、一次性鼻导管、纱布等时要注意检查包装、有效期及质量	
除尘,装表	打开总开关,使气体从气门流出,清除灰尘,迅速关闭总开关→将氧气流量计螺帽与氧气瓶的螺丝接头衔接,手动初步旋紧→用扳手旋紧固定,使氧气流量计直立于氧气瓶旁→连接通气管、湿化瓶→关闭氧气流量计开关,打开总开关→检查各衔接部分是否漏气		
调节氧流量	再次核对患者床号、姓名→连接湿化瓶及供氧装置→用棉签蘸取生理盐水清洁患者鼻腔→连接一次性鼻导管并检查通气情况→调节氧流量		根据患者病情指导有效呼吸
插管,固定	将一次性鼻导管轻轻插入患者鼻腔→用别针及橡皮筋将鼻导管固定于大单或患者衣领上		告知患者勿自行摘除鼻导管或调节氧流量
记录,观察	在湿化瓶上标明日期及时间→在记录卡上标明吸氧日期及时间、氧流量,操作者签名并挂于氧气瓶上→观察吸氧情况并告知患者相关注意事项→用速干手消毒剂喷手,推治疗车回治疗室→收拾用物(医疗垃圾、生活垃圾分类放置,由医院感染管理科统一回收处理,用消毒液擦拭治疗车、治疗盘,治疗盘反扣晾干备用→洗手、脱口罩→签字	告知患者若感到鼻咽部干燥不适或胸闷憋气,应及时通知医护人员；告知患者用氧安全知识:防火、防油、防震、防热	

续表

操作流程	操作步骤	要点说明	人文关怀
停氧处理	携病历至患者床旁→再次核对患者床号、姓名等信息并做好解释→取下别针或橡皮筋→取下鼻导管,用纱布擦拭患者鼻部→关闭氧气流量计,将鼻导管盘绕后丢入医疗垃圾桶内→关闭总开关,放出余气,再关闭氧气流量计→记录停氧时间		
卸表	卸下湿化瓶及通气管放入治疗车下层→用扳手卸下氧气流量计		
整理,记录	整理用物→告知患者注意事项→用速干手消毒剂喷手,推治疗车回治疗室→整理用物(医疗垃圾、生活垃圾分类放置,由医院感染管理科统一回收处理,用消毒液擦拭治疗车、治疗盘,治疗盘反扣晾干备用)→洗手、脱口罩→签字		

【注意事项】

(1)患者吸氧过程中,需要调节氧流量时,应当先取下鼻导管,调节好氧流量后,再为患者佩戴鼻导管。停止吸氧时,先取下鼻导管,再关氧气流量计。

(2)持续吸氧的患者,应当保持鼻导管通畅,必要时进行更换。

(3)评估患者吸氧效果。

(4)急性肺水肿患者湿化瓶内加20%~30%酒精,以改善气体交换,减轻缺氧症状。

(5)氧气瓶内氧气勿用尽,压力值至少要保留在0.5 MPa,以免灰尘进入瓶内,再充气时引起爆炸。

(6)对未用完或已用尽的氧气瓶,应分别悬挂"满"或"空"的标志。

【评分标准】

氧气吸入操作评分标准(氧气瓶)

班级:　　　　姓名:　　　　主考教师:　　　　考核日期:

项目	氧气吸入(氧气瓶)	分值	扣分	扣分理由
仪表	仪表端庄,着装整洁	2		
沟通技巧	表情自然,语言亲切、流畅、通俗易懂,能完整体现护理要求	2		
评估,解释	评估环境	2		
	评估供氧装置是否有"满"和"四防"的标识	3		
	评估患者鼻腔情况	3		
	解释操作目的,指导患者配合	3		
操作前准备	洗手、戴口罩	3		
	根据病情需要准备用物	3		
	检查用物是否完好	2		
	在治疗室将蒸馏水或冷开水倒入湿化瓶内(占湿化瓶容量的1/3~1/2)	3		
	核对患者床号、姓名	3		

续表

项 目	氧气吸入（氧气瓶）	分值	扣分	扣分理由
操作过程	打开总开关，使气体从气门流出，清除灰尘，迅速关闭总开关	3		
	手动将氧气流量计螺帽与氧气瓶的螺丝接头衔接	3		
	用扳手旋紧固定，使氧气流量计直立于氧气瓶旁	3		
	连接通气管、湿化瓶	3		
	关闭氧气流量计开关，打开总开关	3		
	检查各衔接部分是否漏气	3		
	再次核对患者床号、姓名	3		
	连接湿化瓶及供氧装置	3		
	清洁患者鼻腔	3		
	连接一次性鼻导管并检查通气情况	3		
	调节氧流量	3		
	将一次性鼻导管轻轻插入患者鼻腔	3		
	用别针及橡皮筋将鼻导管固定于大单或患者衣领上	3		
	在湿化瓶上标明日期及时间	3		
	记录卡上标明吸氧日期及时间、氧流量，操作者签名并挂于氧气瓶上	3		
操作后	整理用物并消毒	3		
	告知患者吸氧的注意事项	3		
评价	严格执行查对制度	5		
	无交叉污染	5		
	正确区分氧气瓶的大、小开关	5		
提问	氧气吸入操作的注意事项	5		
总分		100		

任务六　氧气吸入操作流程及评分标准（中心装置）

【操作目标】

（一）知识目标

（1）掌握小儿氧气吸入的目的。

（2）掌握小儿氧气吸入的注意事项。

（二）技能目标

（1）正确进行小儿氧气吸入操作。

（2）纠正小儿缺氧症状。

【操作准备】

（一）评估患者准备

1. 治疗车上层放置　医嘱执行单、PDA、速干手消毒剂。

2. 治疗车下层放置 医疗垃圾桶、生活垃圾桶。

（二）操作前准备

1. 治疗车上层放置 治疗盘内：氧气装置1套（氧气流量计、一次性给氧装置、一次性鼻导管、盛有100 mL无菌蒸馏水的湿化瓶、用氧记录单）、管道标识、盛有冷开水的小杯、棉签、胶布、手电筒、笔、"四防"标识、剪刀等。治疗盘外：治疗单、PDA、速干手消毒剂。

2. 治疗车下层放置 医疗垃圾桶、生活垃圾桶。

【操作流程】

操作流程	操作步骤	要点说明	人文关怀	临床经验
评估，解释	评估环境（安静、整洁、舒适、无烟火，符合用氧安全原则）→携病历至患儿床旁→核对患儿床号、姓名等信息→评估患儿缺氧及合作程度→用手电筒查看患儿鼻腔情况→告知患儿家属吸氧的目的及注意事项	询问患儿家属患儿有无鼻部手术史，用手电筒观察患儿有无鼻中隔偏曲、鼻息肉等；轻压患儿鼻部（左右交替），评估患儿鼻腔通畅情况	观察鼻腔时用手遮住手电筒余光，避免刺激患儿眼睛	
患儿准备	协助患儿上洗手间；协助患儿取舒适体位			
用物准备	准备用物（根据医嘱准备）；在治疗室将蒸馏水或冷开水倒入湿化瓶内（占湿化瓶容量的1/3～1/2）	检查棉签、一次性鼻导管、纱布等时要注意检查包装、有效期、质量		
操作过程	再次核对患儿床号、姓名等信息→协助患儿取舒适体位，用湿棉签清洁鼻腔→安装氧气流量计于中心设备带上，将一次性供氧装置与其连接→开启氧气流量计开关，检查氧气装置及一次性鼻导管有无漏气、氧气流出是否通畅（根据病情调节氧流量）→用冷开水湿润鼻塞前端，将鼻塞塞入患儿鼻孔，调节鼻导管长度并固定于患儿耳后	检查鼻导管是否通畅的方法：①将鼻塞放入盛有冷开水的小杯内，观察有无气泡溢出。②将管口置于眼部或靠近手腕内侧，感觉有无气流冲出	湿润鼻腔时动作应轻柔，避免棉签过湿导致患儿呛咳；固定鼻导管，从患儿耳后绕至下颌处固定	面罩吸氧时经常更换固定弹力带的部位，经常观察受压皮肤情况
记录，告知	记录吸氧时间及氧流量，操作者签名，将用氧记录单及"四防"标识挂于适当处，贴管道标识，向患儿家属交代吸氧的注意事项	告知患儿家属不可随意停止或调节氧气流量计；告知患儿家属用氧安全知识；告知患儿家属如吸氧过程中患儿出现不适症状，应及时通知医护人员		长期吸氧的患儿每天更换鼻导管或面罩；管道标识贴于距湿化瓶于鼻导管连接处10 cm处

续表

操作流程	操作步骤	要点说明	人文关怀	临床经验
整理,记录	整理床单位,询问患儿及其家属需要→洗手,整理用物→做好记录(吸氧时间、氧流量、患儿有无呼吸困难表现等)	将呼叫器放置于患儿伸手可及处	经常巡视病房,观察患儿病情变化和吸氧效果,核对氧流量是否与用氧记录单相符,检查鼻导管是否漏气	
停氧,清洁	查看停氧医嘱→携用物至患儿床旁→做好解释工作→取下鼻塞,再关氧气流量计开关→检查并清洁鼻腔,必要时协助患儿清洁面部	停用氧气时,应先取下鼻导管,再关闭氧气开关	操作应轻柔	
整理,记录	协助患儿取舒适体位→整理床单位→整理用物→洗手→做好记录(吸氧时间、氧流量、呼吸困难改善情况等)			

【注意事项】

(1) 严格遵守操作规程,注意吸氧安全,切实做好"四防"(防震、防火、防热、防油)。

(2) 使用氧气时,应调节氧流量后使用。停用氧气时,应先取下鼻导管,再关闭氧气开关。中途改变氧流量时,先分离鼻导管与湿化瓶连接处,调节好氧气流量计再连接上,以免开关出错,大量氧气进入患儿呼吸道而损伤肺组织。

(3) 吸氧时,注意观察患儿脉搏、血压、精神状态、皮肤颜色等情况有无改善,及时调整氧流量。

(4) 持续吸氧者,每天更换鼻导管或面罩,并及时清除鼻腔分泌物,防止堵塞。

【评分标准】

氧气吸入操作评分标准(中心装置)

班级:　　　　姓名:　　　　主考教师:　　　　考核日期:

项　目	氧气吸入(中心装置)	分值	扣分	扣分理由
仪表	仪表端庄,着装整洁	3		
沟通技巧	表情自然,语言亲切、流畅、通俗易懂,能完整体现护理要求	3		
评估,解释	评估环境:无烟火,符合吸氧安全原则	2		
	评估患儿病情、年龄,观察面色、呼吸频率及呼吸型态	3		
	观察患儿有无鼻腔疾病、鼻部手术史,鼻腔黏膜是否完好,有无鼻塞	3		
	解释操作目的,指导患儿及其家属配合	2		
操作前准备	洗手、戴口罩	3		
	告知患儿及其家属了解吸氧目的、方法及注意事项	3		
	根据病情需要准备用物	3		
	检查用物摆放是否合理、整齐	2		

续表

项 目	氧气吸入(中心装置)	分值	扣分	扣分理由
操作过程	核对医嘱	3		
	协助患儿取舒适体位,评估患儿鼻腔情况	3		
	用湿棉签清洁鼻腔	3		
	安装氧气流量计于中心设备带上,将一次性给氧装置与其连接	5		
	开启氧气流量计开关,检查氧气装置及一次性鼻导管有无漏气、氧气流出是否通畅,根据病情调节氧流量	5		
	用冷开水湿润鼻塞前端,将鼻塞塞入患儿鼻孔,调节鼻导管长度并固定于患儿耳后	5		
	将用氧记录单及"四防"标识挂于适当处,贴管道标识	5		
	经常巡视病房,观察患儿病情和吸氧效果,核对氧流量是否与用氧记录单相符,检查鼻导管是否漏气	5		
	停氧前先查看医嘱,携用物至患儿床边,做好解释工作	3		
	取下鼻塞,再关氧气流量计开关	5		
	检查并清洁鼻腔,必要时协助患儿清洁面部	2		
操作后	向患儿及其家属交代吸氧的注意事项	5		
	整理操作台及用物	3		
	洗手、脱口罩	3		
	记录:吸氧时间、氧流量、呼吸困难改善情况等	3		
综合评价	熟练程度:操作熟练,动作敏捷	5		
	人文关怀:关怀体贴患儿	5		
提问	氧气吸入法的注意事项	5		
总分				

任务七 胸腔闭式引流护理操作流程及评分标准

【操作目标】

(一)知识目标

(1)熟悉胸腔闭式引流护理的概念。

(2)掌握胸腔闭式引流的目的。

(3)掌握胸腔闭式引流的注意事项。

(二)技能目标

掌握胸腔闭式引流护理的技术。

(三)人文关怀

(1)做好操作前的解释工作。

(2)操作中动作轻柔,能用语言和非语言技巧与患者沟通交流。

(3)操作后对患者及其家属进行正确、全面的健康教育。

【操作准备】

（一）评估患者准备

1. 治疗车上层放置 医嘱执行单、PDA、速干手消毒剂。

2. 治疗车下层放置 医疗垃圾桶、生活垃圾桶。

（二）操作前准备

1. 治疗车上层放置 治疗盘内：碘伏、一次性无菌胸腔引流装置、换药盘、止血钳2把、一次性无菌治疗巾、无菌手套、生理盐水、无菌剪刀等。治疗盘外：治疗单、PDA、速干手消毒剂。

2. 治疗车下层放置 医疗垃圾桶、生活垃圾桶。

【操作流程】

操作流程	操作步骤	要点说明	临床经验
评估，解释	评估环境（安静、整洁、舒适、安全）→携病历至患者床旁→核对患者床号、姓名等信息→挤压胸腔引流管，观察引流情况		
用物准备	准备用物→洗手→戴口罩；在治疗室按无菌原则打开换药盘，用碘伏浸湿换药盘内的棉球→打开一次性无菌胸腔引流装置→按无菌原则将500 mL生理盐水加入胸腔引流瓶内	检查棉签、纱布等时要注意检查包装、有效期、质量	
安置体位	携用物至患者床旁→再次核对患者床号、姓名等信息→协助患者取合适体位		
更换导管	将一次性无菌治疗巾垫于患者胸腔引流管下方→用2把止血钳双重夹闭胸腔引流管适当处→打开换药盘于治疗巾上→戴无菌手套→取无菌纱布包裹住胸腔引流管的连接处，一手捏住胸腔引流管，另一手捏住胸腔引流瓶自接口处分离→上提胸腔引流瓶前段使液体流入引流袋内→取碘伏棉球以螺旋方式消毒胸腔引流管管口周围→将一次性无菌胸腔引流装置与胸腔引流管连接→松开止血钳→挤压胸腔引流管，嘱患者深呼吸，观察胸腔引流瓶内有无气体逸出，保持胸腔引流瓶低于胸腔60～100 cm→撤去治疗巾，脱手套→在胸腔引流瓶上注明更换日期及时间→在胸腔引流管末端贴上标识	保持伤口敷料清洁、干燥，嘱患者不可抓挠伤口	

续表

操作流程	操作步骤	要点说明	临床经验
整理,记录	整理用物,整理床单位→告知患者注意事项→用速干手消毒剂喷手,推治疗车回治疗室→整理用物(医疗垃圾、生活垃圾分类放置,由医院感染管理科统一回收处理,用消毒液擦拭治疗车、治疗盘,治疗盘反扣晾干备用)→洗手→脱口罩→记录引流液的颜色、性状、量	告知患者注意保持胸腔引流管通畅,翻身时防止管道打折、弯曲、滑脱、受压	

【操作注意事项】

(1) 嘱患者不要自行拔出胸腔引流管,注意保持胸腔引流瓶密封状态。

(2) 拔除胸腔引流管前嘱患者深吸气后屏住呼吸,以免拔除胸腔引流管时管端损伤肺脏,引起疼痛及造成气胸。

【评分标准】

胸腔闭式引流护理操作评分标准

班级:　　　　姓名:　　　　主考教师:　　　　考核日期:胸腔

项目	胸腔闭式引流护理	分值	扣分	扣分理由
仪表	仪表端庄,着装整洁	3		
沟通技巧	表情自然,语言亲切、流畅、通俗易懂,能完整体现护理要求	2		
评估,解释	评估环境	3		
	评估患者胸腔引流管引流情况	3		
	解释操作目的,指导患者配合	3		
操作前准备	洗手、戴口罩	3		
	根据医嘱准备用物	3		
	备齐用物,放置合理	2		
	在治疗室按无菌原则打开换药盘,用碘伏浸湿换药盘内的棉球	3		
	打开一次性无菌胸腔引流装置,按无菌原则将500 mL生理盐水加入胸腔引流瓶内	3		
操作过程	核对患者床号、姓名等信息	3		
	协助患者取合适体位	2		
	将一次性无菌治疗巾垫于患者胸腔引流管下方	3		
	用2把止血钳双重夹闭胸腔引流管适当处	3		
	打开换药盘于治疗巾上	3		
	戴无菌手套	5		
	取无菌纱布包裹住胸腔引流管的连接处,正确分离胸腔引流瓶	5		
	上提胸腔引流瓶前段使液体流入引流袋内	3		
	取碘伏棉球以螺旋方式消毒胸腔引流管管口周围	5		
	将一次性无菌胸腔引流装置与胸腔引流管连接	5		
	松开止血钳,挤压胸腔引流管	3		
	嘱患者深呼吸,观察胸腔引流瓶内有无气体逸出	3		
	撤去治疗巾,脱手套	3		
	在胸腔引流瓶上注明更换日期及时间	3		

续表

项　目	胸腔闭式引流护理	分值	扣分	扣分理由
操作后	整理物品	3		
	告知患者胸腔闭式引流的注意事项	5		
评价	严格执行查对制度	5		
	严格执行无菌操作,无交叉污染	5		
提问	胸腔闭式引流护理操作的注意事项	5		
总分		100		

任务八　咽拭子标本采集操作流程及评分标准

【操作目标】

(一) 知识目标

(1) 掌握咽拭子标本采集的目的。
(2) 掌握咽拭子标本采集的部位。
(3) 掌握咽拭子标本采集的注意事项。

(二) 技能目标

掌握咽拭子标本采集方法。

(三) 人文关怀

(1) 做好操作前的解释工作。
(2) 操作中动作轻柔,能用语言和非语言技巧与患者沟通交流。
(3) 操作后对患者及其家属进行正确、全面的健康教育。

【操作准备】

(一) 评估患者准备

1. 治疗车上层放置　医嘱执行单、PDA、速干手消毒剂。

2. 治疗车下层放置　医疗垃圾桶、生活垃圾桶。

(二) 操作前准备

1. 治疗车上层放置　治疗盘内:无菌咽拭子培养管(贴好化验条码)、酒精灯、火柴、压舌板。治疗盘外:治疗单、PDA、速干手消毒剂。

2. 治疗车下层放置　医疗垃圾桶、生活垃圾桶。

【操作内容】

操作流程	操作步骤	要点说明	临床经验
评估,解释	评估环境(安静、整洁、舒适、安全)→携病历至患者床旁→核对患者床号、姓名等信息→评估患者合作程度→告知患者咽拭子标本采集的目的及方法		
患者准备	协助患者上洗手间; 协助患者取舒适体位		

续表

操作流程	操作步骤	要点说明	临床经验
用物准备	准备用物→洗手→戴口罩；核对化验条码→根据医嘱选择合适的无菌咽拭子培养管→按要求在培养管外贴好标签	严格执行查对制度	
再次核对	携用物至患者床旁→再次核对患者床号、姓名等信息		
采集标本	点燃酒精灯→嘱患者张口发"啊"音，暴露咽喉（必要时用压舌板将舌压下）→取出培养管中的拭子轻柔、迅速地擦拭两侧腭弓、咽及扁桃体→培养管管口在酒精灯火焰上消毒→将拭子插入培养管中，塞紧瓶塞		临床上现采用的方法：护士采集完标本后直接涂片，立即送检
整理，记录	再次核对标签，注明标本留取日期、时间→整理床单位，协助患者取舒适体位→用速干手消毒剂喷手→推治疗车回治疗室，整理用物（医疗垃圾、生活垃圾分类放置，由医院感染管理科统一回收处理，用消毒剂擦拭治疗车、治疗盘，治疗盘反扣晾干备用）→洗手、脱口罩→签字		
及时送检	将咽拭子标本及时送到化验室进行检验		

【操作注意事项】

（1）采集标本方法应正确，注意培养管管口消毒，保持无菌，以免影响检验结果。
（2）采集动作应轻柔，以免刺激患者咽部引起不适。
（3）采集用于真菌培养的标本时，应在口腔溃疡面上取分泌物。
（4）应在使用抗菌药物前采集标本。

【评分标准】

咽拭子标本采集操作评分标准

班级：　　　　姓名：　　　　主考教师：　　　　考核日期：

项　目	咽拭子标本采集	分值	扣分	扣分理由
仪表	仪表端庄，着装整洁	3		
沟通技巧	表情自然，语言亲切、流畅、通俗易懂，能完整体现护理要求	2		
评估，解释	评估环境	3		
	评估患者合作程度	5		
	解释操作目的，指导患者配合	3		
操作前准备	洗手、戴口罩	3		
	根据医嘱准备用物	3		
	备齐用物，放置合理	3		
	核对化验条码，选择合适的无菌咽拭子培养管，贴好标签	5		

续表

项 目	咽拭子标本采集	分值	扣分	扣分理由
操作过程	核对患者床号、姓名等信息	3		
	协助患者取舒适体位	3		
	点燃酒精灯	5		
	嘱患者张口发"啊"音,暴露咽喉	5		
	取出培养管中的拭子轻柔、迅速地擦拭两侧腭弓、咽及扁桃体	6		
	培养管管口在酒精灯火焰上消毒	6		
	将拭子插入培养管中,塞紧瓶塞	6		
	再次核对标签,注明标本留取日期、时间	6		
操作后	整理用物	5		
	用物消毒正确	3		
评价	严格执行查对制度	5		
	严格执行无菌操作,无交叉污染	6		
	操作中不损伤患者咽部黏膜	6		
提问	咽拭子标本采集操作的注意事项	5		
总分		100		

任务九　气管切开术后吸痰及更换敷料操作流程及评分标准

【操作目标】

(一) 知识目标

(1) 熟悉气管切开术后吸痰及更换敷料的目的。

(2) 掌握气管切开术后吸痰及更换敷料的注意事项。

(二) 技能目标

掌握气管切开术后吸痰及更换敷料的护理技术。

(三) 人文关怀

(1) 做好操作前的解释工作。

(2) 操作中动作轻柔,能用语言和非语言技巧与患者沟通交流。

(3) 操作后对患者及其家属进行正确、全面的健康教育。

【操作准备】

(一) 评估患者准备

1. 治疗车上层放置　医嘱执行单、PDA、听诊器、速干手消毒剂。

2. 治疗车下层放置　医疗垃圾桶、生活垃圾桶。

(二) 操作前准备

1. 治疗车上层放置　治疗盘内:气管切开换药盘、碘伏、生理盐水、无菌手套、吸痰管、听诊器等。治疗盘外:治疗单、PDA、速干手消毒剂。

2. 治疗车下层放置　医疗垃圾桶、生活垃圾桶。

【操作流程】

操作流程	操作步骤	要点说明	人文关怀	临床经验
评估,解释	评估环境(安静、整洁、舒适、安全)→核对患者床号、姓名等信息→评估患者病情、意识状态、生命体征、SpO_2→评估气管切口敷料情况、气管套管固定情况→向患者及其家属解释并取得合作		与患者及其家属进行有效沟通,取得合作	
用物准备	准备用物→洗手、戴口罩;在治疗室按无菌原则打开气管切开换药盘→用碘伏及生理盐水分别浸湿换药盘内的棉球→分开盘中的"Y"形开口纱布及方形纱布→用生理盐水浸湿方形纱布	检查气管切开换药盘外包装、有效期		准备碘伏棉球6个、生理盐水棉球4个
吸痰准备	携用物至患者床旁→再次核对患者床号、姓名等信息→关窗、用屏风遮挡→给予患者高流量吸氧3~5 min→检查吸引器各处连接是否正确、有无漏气→打开吸痰器开关,反折连接管前端,调节负压→用速干手消毒剂喷手→检查药物标签和质量→打开生理盐水瓶,倒生理盐水于换药盘内→注明开瓶日期和时间			
吸痰操作	协助患者取去枕仰卧位,铺治疗巾于颌下→取下患者气管切口处敷料→打开吸痰管包装,戴无菌手套,取出吸痰管→吸痰管与连接管连接→试吸生理盐水,检查吸痰管是否通畅→阻断负压,将吸痰管经气管套管插入气管内吸净痰液→吸痰后给予患者高流量吸氧3~5 min→抽吸生理盐水冲洗吸痰管,分离吸痰管与连接管→将吸痰管连同手套弃于医疗垃圾桶内,关闭吸引器,妥当放置连接管	注意检查吸痰管型号、有效期;每次吸痰时间应小于15 s,再次吸引需间隔3~5 min	吸痰过程中密切观察患者痰液情况、生命体征、SpO_2,患者出现发绀、心率下降等缺氧情况时,应立即停止吸痰,待缺氧症状缓解后再吸痰	吸痰时左右旋转吸痰管,自深部向上吸净痰液,遇阻力后略上提

续表

操作流程	操作步骤	要点说明	人文关怀	临床经验
更换敷料	取下开口纱布,评估气管切口情况→用生理盐水棉球擦拭气管套管周围皮肤→用碘伏棉球消毒外围皮肤→重新垫入无菌开口纱布衬于气管套管和皮肤中间→气管套管口覆盖湿润纱布并固定→检查气管套管固定带的松紧度	每次擦拭用一个棉球,直径应大于 8 cm,方向从内向外,重复两次		气管周围分泌物较多时应依次重复擦拭至干净为止;气管切口有炎症时可用庆大霉素8万单位及生理盐水浸湿纱布敷于切口处
评价效果	观察患者生命体征、SpO_2 变化→肺部听诊判断吸痰效果			
整理,记录	协助患者取舒适体位,放呼叫器于患者易取处→整理用物→开窗,收起屏风,整理床单位→告知患者注意事项→用速干手消毒剂喷手,推治疗车回治疗室→整理用物(医疗垃圾、生活垃圾分类放置,由医院感染管理科统一回收处理,用消毒剂擦拭治疗车、治疗盘,治疗盘反扣晾干备用)→洗手→脱口罩→正确记录	记录痰液的量、颜色、性状,气管切口情况	加强健康教育,告知患者注意事项	告知清醒患者不能随意触碰气管导管;指导患者家属做好手卫生,接触患者前后用速干手消毒剂喷手

【注意事项】

(1) 严格执行无菌操作,操作时动作轻柔、敏捷。
(2) 保持气管切开处敷料清洁、干燥,纱布污染随时更换,并注意检查切口周围皮肤有无感染。
(3) 注意观察气管套管固定带的松紧度。
(4) 躁动不安的患者予以肢体约束,防止气管套管脱出。

【评分标准】

气管切开术后吸痰及更换敷料操作评分标准

班级:　　　姓名:　　　主考教师:　　　考核日期:

项　目	气管切开术后吸痰及更换敷料	分值	扣分	扣分理由
仪表	仪表端庄,着装整洁	2		
沟通技巧	表情自然,语言亲切、流畅、通俗易懂,能完整体现护理要求	2		
评估,解释	评估环境	2		
	评估患者病情、意识状态、生命体征、SpO_2	2		
	评估气管切口敷料情况	2		
	评估气管套管固定情况	2		
	解释操作目的,取得患者及其家属配合	2		

续表

项 目	气管切开术后吸痰及更换敷料	分值	扣分	扣分理由
用物准备	洗手、戴口罩	2		
	根据病情需要准备用物	4		
	检查用物是否完好	2		
吸痰准备	携用物至患者床旁	2		
	关窗、用屏风遮挡	2		
	给予患者高流量吸氧 3~5 min	2		
	检查吸引器各处连接是否正确、有无漏气	2		
	打开吸痰器开关,反折连接管前端,调节负压,用速干手消毒剂喷手	2		
	检查药物标签和质量	2		
	打开生理盐水瓶,倒生理盐水,注明开瓶日期和时间	2		
吸痰操作	协助患者取去枕仰卧位,铺治疗巾于颌下	2		
	取下患者气管切口处敷料	2		
	打开吸痰管包装,戴无菌手套,取出吸痰管	2		
	连接吸痰管与连接管连接,试吸生理盐水,检查吸痰管是否通畅	2		
	阻断负压,将吸痰管经气管套管插入气管内吸净痰液	5		
	吸痰后给予患者高流量吸氧 3~5 min	2		
	抽吸生理盐水冲洗吸痰管,分离吸痰管与连接管	2		
	将吸痰管连同手套弃于医疗垃圾桶内,关闭吸引器,妥当放置连接管	2		
更换敷料	取下开口纱布,评估气管切口情况	2		
	用生理盐水棉球消毒擦拭气管套管周围皮肤,用碘伏棉球消毒外围皮肤	4		
	重新垫入无菌开口纱布衬于气管套管和皮肤中间	5		
	气管套管口覆盖湿润纱布并固定	4		
	检查气管套管固定带的松紧度	3		
评价效果	观察患者生命体征、SpO_2 变化	2		
	肺部听诊判断吸痰效果	2		
操作后	协助患者取舒适体位,放呼叫器于患者易取处	2		
	整理用物,整理床单位	2		
	告知患者及其家属注意事项,用速干手消毒剂喷手	2		
	洗手,脱口罩	2		
评价	严格执行查对制度	5		
	无交叉污染	5		
提问	气管切开术后吸痰及更换敷料操作技术的注意事项	5		
总分		100		

任务十　胸腔穿刺术配合操作流程及评分标准

【操作目标】

(一) 知识目标

(1) 掌握胸腔穿刺术的目的。

(2) 掌握胸腔穿刺术注意事项。

(二) 技能目标

(1) 掌握胸腔穿刺术的术中配合方法。

(2) 掌握胸腔穿刺术的术后护理方法。

(三) 人文关怀

(1) 做好操作前的解释工作。

(2) 操作中动作轻柔,能用语言和非语言技巧与患者沟通交流。

(3) 操作后对患者及其家属进行正确、全面的健康教育。

【操作准备】

(一) 评估患者准备

1. 治疗车上层放置　医嘱执行单、PDA、速干手消毒剂。

2. 治疗车下层放置　医疗垃圾桶、生活垃圾桶。

(二) 操作前准备

1. 治疗车上层放置　治疗盘内:胸腔穿刺包、无菌手套、无菌注射器、2%利多卡因、无菌试管或培养瓶等。治疗盘外:治疗单、PDA、速干手消毒剂。

2. 治疗车下层放置　医疗垃圾桶、生活垃圾桶、利器盒。

【操作流程】

操作流程	操作步骤	要点说明	人文关怀
评估,解释	评估环境(安静、整洁、舒适、安全),关闭门窗,消毒房间并调节室内温湿度		告知患者行胸腔穿刺术的目的、注意事项及配合要点; 安慰患者,消除其紧张情绪
用物准备	准备用物; 洗手、戴口罩	检查胸腔穿刺包、无菌手套、无菌注射器的外包装、有效期; 检查利多卡因的有效期、浓度、剂量	
患者准备	核对患者床号、姓名等信息; 协助患者排空大小便; 精神过度紧张或剧烈咳嗽者,告知医生,遵医嘱给予镇静药; 评估患者穿刺部位皮肤情况	评估患者病情及合作程度	

续表

操作流程	操作步骤	要点说明	人文关怀
穿刺配合	协助患者取合适体位→暴露穿刺部位→打开胸腔穿刺包,检查穿刺包→确定穿刺点(医生)→常规消毒皮肤→戴无菌手套,铺洞巾(医生)→消毒2%利多卡因安瓿颈部后掰开→取注射器抽取利多卡因2 mL,由肋骨上缘穿刺,先使表皮形成皮丘,再与皮肤垂直进针,逐层进行局部浸润麻醉(医生)→边回抽边进针,逐层注射利多卡因(回抽无血液、胸腔积液等方可注射)→回抽出胸腔积液,记录进针深度,拔出局部麻醉针(医生)→关闭穿刺针的三通开关→左手固定穿刺点皮肤,右手持穿刺针在局部麻醉处缓慢进针(医生)→当感到进针阻力突然消失有落空感时,转动三通开关使其与胸腔相通→固定穿刺针→抽液(医生,每次抽液过程中配合者注意关闭及打开三通开关)→遵医嘱留取胸腔积液标本→抽液结束后,医生拔出穿刺针的同时配合者用消毒纱布加压按压穿刺处片刻→用胶布固定	穿刺体位:患者取坐位面向椅背,两前臂置于椅背上,前额伏于前臂上。卧床患者可取半坐卧位,患者前臂上举抱于枕部; 检查穿刺包:胸腔穿刺针与抽液用注射器连接是否紧密、通畅,有无漏气情况; 确定穿刺点:选在胸部叩诊实音最明显部位进行,胸腔积液较多时一般取肩胛线或腋后线第7～8肋间,有时也选腋中线第6～7肋间或腋前线第5肋间为穿刺点。包裹性积液可结合X线或超声检查确定穿刺点,穿刺点用蘸有甲紫溶液的棉签或其他标记笔在皮肤上标记; 消毒方法:消毒直径大于15 cm,需重复两次	术中可根据患者病情与患者适当交流,以转移患者注意力; 术中注意观察患者的面色、生命体征,如有异常及时通知医生并配合处理
术后护理	术后嘱患者取卧位或半坐卧位休息30 min,同时测血压并观察患者的病情变化	记录胸腔积液的颜色、性质、量及患者的反应; 及时送检标本	嘱患者24 h内避免剧烈咳嗽,防止出血
整理,记录	整理床单位,协助患者取舒适卧位→用速干手消毒剂喷手→推治疗车回治疗室→整理用物(医疗垃圾、生活垃圾分类放置,由医院感染管理科统一回收处理,用消毒剂擦拭治疗车、治疗盘,治疗盘反扣晾干备用)→洗手,脱口罩	在临时医嘱单上记录并签名	观察穿刺点有无渗液、渗血,穿刺后3日定期更换穿刺处敷料,保持穿刺处清洁、干燥

【注意事项】

(1) 操作前应向患者说明穿刺目的,消除其顾虑,同时签好知情同意书;对精神紧张者,遵医嘱可于术前半小时给予地西泮或可待因镇静镇痛。

(2) 操作中应密切观察患者的反应,如患者有头晕、面色苍白、出汗、心悸、胸部压迫感或剧痛、晕厥等胸膜反应;或出现连续性咳嗽、气短、咳泡沫痰等现象时,立即停止操作,并皮下注射0.1%肾上腺素0.3～0.5 mL。

(3) 每次抽液不应过多、过快。诊断性抽液,每次50～100 mL;减压抽液,首次不超过600 mL,以后每次不超过 1000 mL;如为脓胸,每次应尽量抽尽。

(4) 疑有化脓性感染时,用无菌试管留取标本,并行涂片革兰染色镜检、细菌培养及药敏试验;寻找肿瘤细胞,需留取 100 mL 胸腔积液,并立即送检,以免细胞自溶。

(5) 操作中严格遵守无菌原则,要始终保持胸腔负压,防止空气进入胸腔。操作前、后监测患者生命体征,操作后嘱患者卧位休息 30 min。

(6) 应避免在第 9 肋间以下穿刺,以免穿透膈肌损伤腹腔脏器。

【评分标准】

胸腔穿刺术配合操作评分标准

班级:　　　　　姓名:　　　　　主考教师:　　　　　考核日期:

项目	胸腔穿刺术配合操作	分值	扣分	扣分理由
仪表	仪表端庄,着装整洁	2		
沟通技巧	表情自然,语言亲切、流畅、通俗易懂,能完整体现护理要求	2		
评估,解释	评估环境,环境温湿度适宜,房间消毒符合标准	3		
	核对患者床号、姓名等信息	2		
	解释操作目的,指导患者配合	2		
操作前准备	洗手、戴口罩	2		
	检查用物是否完好	3		
	核对患者床号、姓名等信息	2		
	协助患者取合适体位	3		
	精神过度紧张或剧烈咳嗽者,告知医生,遵医嘱给予镇静药	3		
	评估患者穿刺部位皮肤情况	3		
操作过程	协助患者排空大小便	3		
	打开胸腔穿刺包	3		
	正确消毒皮肤	3		
	消毒2%利多卡因安瓿颈部后掰开	3		
	术中配合得当	5		
	遵医嘱正确留取胸腔积液标本	5		
	穿刺后用消毒纱布加压按压穿刺处,用胶布固定	5		
操作后	术后嘱患者取卧位或半坐卧位休息 30 min,24 h 内避免剧烈咳嗽	3		
	测量血压并观察患者的病情变化	3		
	记录胸腔积液的颜色、性质、量	3		
	标本及时送检	3		
	在临时医嘱单上记录并签名	3		
	整理用物	3		
	观察穿刺点有无渗液、渗血,定期更换穿刺处敷料	3		
综合评价	各项用物消毒处理方法正确	5		
	严格执行查对制度	5		
	严格执行无菌操作	5		
	无交叉污染	5		
提问	胸腔穿刺术配合操作的注意事项	5		
总分		100		

项目三　消化系统技能操作流程及评分标准

任务一　鼻饲操作流程及评分标准

【操作目标】

(一) 知识目标

(1) 熟悉鼻饲的概念。
(2) 熟悉鼻饲的适应证和禁忌证。
(3) 掌握鼻饲管插入长度,鼻饲的量、温度、间隔时间。
(4) 掌握神志清醒及昏迷患者插管时应采取的体位。

(二) 技能目标

(1) 掌握判断鼻饲管是否在胃内的三种方法。
(2) 能根据患者的病情,选择合适的鼻饲液并熟练地完成鼻饲。
(3) 鼻饲结束后,正确处理胃管末端。
(4) 掌握正确的拔管方法。

(三) 人文关怀

(1) 做好操作前的解释工作。
(2) 操作中动作轻柔,能用语言和非语言技巧与患者沟通交流。
(3) 操作后对患者及其家属进行正确、全面的健康教育。

【操作准备】

(一) 评估患者准备

1. 治疗车上层放置　手电筒、治疗单、速干手消毒剂、PDA。
2. 治疗车下层放置　医疗垃圾桶、生活垃圾桶。

(二) 插胃管准备

1. 治疗车上层放置　治疗盘内:治疗巾、2个治疗缸(分别装温开水和按需准备的鼻饲液(温度为38～40 ℃))、水温计、胃管、棉签、液体石蜡、别针、橡皮筋、标识、换药盘(内装镊子2把、纱布2块)、20 mL和50 mL注射器各1支、无菌手套、一次性肝素帽、胶布、纱布绷带、输液器流量调节器、手电筒、听诊器等。治疗盘外:治疗单、速干手消毒剂、PDA。
2. 治疗车下层放置　医疗垃圾桶、生活垃圾桶。

(三) 拔胃管准备

治疗车上层放置　治疗盘内:治疗巾、治疗碗、纱布、漱口杯、吸水管。治疗盘外:治疗单、速干手消毒剂。

【操作流程】

操作流程	操作步骤	要点说明	人文关怀	临床经验
插 管 法				
评估，解释	评估环境；核对患者床号、姓名等信息	询问患者有无鼻部手术史，用手电筒观察患者有无鼻中隔偏曲、鼻息肉等；轻压患者鼻部（左右交替），观察患者鼻腔通畅情况	向患者及其家属解释插胃管的目的；告知患者如何配合检查鼻腔通气情况	
安置体位	可取坐位、半坐卧位或仰卧位；昏迷患者取去枕仰卧位，头向后仰		告知患者及其家属采取该体位的目的	昏迷患者插管前给予翻身，取侧卧位（有痰液的患者先行叩背、吸痰），15 min后再插管。双人操作法：操作者面对患者，按常规插管法进行插管，当插入咽喉部时，助手将患者头部向前推移，使下颌靠近胸骨柄再缓慢插入胃管至所需长度；患者取侧卧位时，舌由于重力作用倒向下方，这样从上方鼻孔插入胃管时咽喉部舌根也偏向下方，可大大提高昏迷患者插管成功率
清洁鼻腔	铺治疗巾于患者颌下，打开换药盘，弯盘置于患者口角旁，选择通畅一侧鼻孔，用湿棉签清洁鼻腔			
测量，标记	单人操作法：准备胶布，打开胃管，将胃管、注射器按无菌原则置于换药盘内，将液体石蜡倒在纱布上，戴好无菌手套，向胃管内注入少量空气以检查是否通畅，测量插管长度。双人操作法：准备胶布，戴好无菌手套，助手按无菌原则打开胃管、注射器并递给操作者，操作者将胃管缠绕于手上，向胃管内注入少量空气（检查是否通畅），测量插管长度	成人插管长度为45～55 cm（胃管上有刻度标记）；测量插管长度方法：鼻尖至耳垂再至剑突，或前额发际至剑突距离		

续表

操作流程	操作步骤	要点说明	人文关怀	临床经验
润管，插入	用液体石蜡润滑胃管前端10～20 cm；一手持纱布托住胃管，另一手持镊子夹住胃管前端（或戴好手套直接用手拿住胃管）沿一侧鼻孔缓慢插入，至咽喉部（14～16 cm）时嘱患者做吞咽动作，迅速将胃管插至所需长度；昏迷患者为提高插管成功率，操作时应取去枕仰卧位，头向后仰，当胃管插入15 cm（会厌部）时，托起患者头部，使下颌靠近胸骨柄再缓慢插入胃管至所需长度	患者出现干呕时，可暂停插管，嘱患者做深呼吸，待症状缓解后重新插管；患者出现呛咳、呼吸困难、发绀等情况时，应立即拔管，休息片刻后重新插管；插管不畅可将胃管抽出少许，再小心向前推进或检查胃管是否盘曲在口腔中，不得强行插入，以免损伤黏膜	告知患者做吞咽动作的重要性；胃管插入后，嘱患者勿干呕，以免胃管脱出	昏迷患者插管前给予翻身，取侧卧位（有痰液的患者先行叩背、吸痰），15 min后再插管。双人操作法：操作者面对患者，按常规插管法进行插管，当插入咽喉部时，助手帮助患者头部向前推移，使下颌靠近胸骨柄缓慢插入胃管至所需长度；患者取侧卧位时，舌由于重力作用倒向下方，这样从上方鼻孔插入胃管时咽喉部舌根也偏向下方，可大大提高昏迷患者插管成功率
验证，固定	胃管插入至预定长度，用手电筒观察胃管是否盘曲在患者口腔中，用胶布初步固定胃管于鼻翼及颊部；验证胃管是否在胃内，用纱布绷带按双套结法固定胃管	确定胃管在胃内的三种方法：①将胃管末端放入水中，无气体逸出；②胃管末端接注射器抽吸，有胃液抽出；③将听诊器放于左季肋区，用注射器从胃管末端快速注入10 mL空气，能听到气过水声		纱布绷带双套结固定法：用长75 cm，宽1.2 cm的纱布绷带固定，即在插胃管前先在纱布绷带约1/3处做2个直径约6 cm的带圈，2圈重叠放好备用。置入胃管并检查胃管确在胃内后即将纱布绷带套圈套入胃管至近鼻孔处，拉紧套结，沿两耳上方及枕部系于一侧耳后，松紧度以能容纳1指为宜
灌注食物	先注入少量温开水（不少于10 mL），然后鼻饲流质食物或药物，再注入少量温开水	每次鼻饲量不超过200 mL，间隔时间不少于2 h。需服用药物时应将药片研碎，溶解后灌入；新鲜果汁和奶液应分别注入，防止产生凝块；每次灌注食物前后需用温开水冲管（不少于10 mL）	告知患者及其家属鼻饲流质食物或药物的名称	若患者口服药中有缓释成分，严禁研碎，应通知医生，根据医嘱调整药物；糖尿病患者根据降糖药的性质，合理安排给药时间

续表

操作流程	操作步骤	要点说明	人文关怀	临床经验
反折,固定	胃管开口端反折,用纱布包好,然后用橡皮圈或胶布系紧,最后用橡皮筋和别针固定于患者衣领旁; 在标识上注明插管时间、插管长度、操作者签名并对折贴于胃管末端		告知患者及其家属不要自行打开纱布及带动胃管	将输液器上的流量调节器取下,胃管末端用无菌剪刀剪去,再穿过流量调节器前后孔,剪去的末端用一次性肝素帽固定; 使用流量调节器和肝素帽,避免胃肠液外溢,污染床单位,同时避免浸润的纱布引起细菌滋生
整理,记录	协助患者清洁口鼻腔,整理床单位,嘱患者维持原卧位20～30min,洗净注射器,放于治疗盘内,用纱布盖好备用,所有用物每天消毒一次; 洗手,记录插管时间、插管长度、患者反应、鼻饲液种类及量		告知患者若有不适,及时呼叫医护人员	
拔 管 法				
拔管,擦拭	核对后铺治疗巾于患者颌下,将弯盘置于患者颌下,夹紧胃管末端,放弯盘内,揭去胶布,戴无菌手套,用纱布包裹近鼻孔处胃管,嘱患者做深呼吸,在患者呼气时,一手反折胃管拔管,边拔边用纱布擦拭胃管,至咽喉处快速拔出,以免液体滴入气管内。脱下手套并包住拔出的胃管,盘曲放于弯盘内,清洗患者口鼻及面部,擦去胶布痕迹,协助患者漱口,并用纱布擦净口角		告知患者及其家属拔管的原因	拔管后需检查胃管的完整性
整理,记录	清理用物,整理床单位,协助患者取舒适体位,洗手,记录拔管时间和患者反应			

【注意事项】

(1) 操作时动作应轻柔,以防损伤鼻腔及食管黏膜。

(2) 鼻饲过程中应做到"三避免":

①避免灌入空气而造成腹胀。

②避免灌注速度过快,导致患者不适。

③避免鼻饲液过热或过冷,以免造成黏膜烫伤或胃部不适。

(3) 长期鼻饲者应每天进行口腔护理,每周更换胃管一次,晚间末次喂食后拔出,翌晨从另一侧鼻孔插入。

(4) 食管胃底静脉曲张、食管癌和食管梗阻患者严禁鼻饲。

【评分标准】

鼻饲操作评分标准

班级:　　　　姓名:　　　　主考教师:　　　　考核日期:

项目	鼻饲	分值	扣分	扣分理由
仪表	仪表端庄,着装整洁	2		
沟通技巧	表情自然,语言亲切、流畅、通俗易懂,能完整体现护理要求	2		
评估,解释	评估环境	2		
	核对患者床号、姓名等信息	2		
	评估患者鼻腔情况	2		
	解释操作目的,指导患者配合	2		
操作前准备	洗手、戴口罩	2		
	根据病情需要准备用物	2		
	检查用物是否完好	2		
操作过程	协助患者取舒适体位(仰卧位或坐位)	2		
	正确铺好治疗巾和打开换药盘	2		
	清洁鼻腔,不损伤患者鼻黏膜	2		
	注射器、胃管放置于换药盘时不被污染	6		
	正确戴好无菌手套	5		
	正确测量胃管插入长度	3		
	润滑胃管前端,正确插入胃管	5		
	观察患者口腔内是否有胃管盘曲,先简单固定胃管	3		
	验证胃管在胃内的方法正确	6		
	注入鼻饲液方法正确,操作前后用温开水冲管	5		
	妥当固定胃管	2		
	标识记录完整,贴于胃管末端	2		
操作后	整理用物并消毒	2		
	记录插管时间、插管长度、患者反应、鼻饲液种类及量	2		
拔管过程	正确铺好治疗巾和弯盘	2		
	夹紧胃管末端,揭去胶布	2		
	戴无菌手套,正确拔出胃管	3		
	检查胃管完整性	2		
	协助患者漱口,并用纱布擦净口角	2		

续表

项　目	鼻　　饲	分值	扣分	扣分理由
操作后	整理用物并消毒	2		
	记录拔管时间和患者反应	2		
综合评价	严格执行查对制度	5		
	严格执行无菌操作,无交叉污染	10		
提问	鼻饲操作的注意事项	5		
总分		100		

任务二　肠造口护理的操作流程及评分标准

【操作目标】

(一) 知识目标

(1) 熟悉肠造口护理的概念。

(2) 掌握肠造口护理的目的。

(3) 掌握肠造口护理的注意事项。

(二) 技能目标

掌握肠造口护理的操作方法。

(三) 人文关怀

(1) 做好操作前的解释工作。

(2) 操作中动作轻柔,能用语言和非语言技巧与患者沟通交流。

(3) 操作后对患者及其家属进行正确、全面的健康教育。

【操作准备】

(一) 评估患者准备

1. 治疗车上层放置　医嘱执行单、PDA、速干手消毒剂。

2. 治疗车下层放置　医疗垃圾桶、生活垃圾桶。

(二) 操作前准备

1. 治疗车上层放置　治疗盘内:换药盘(内盛2把镊子、生理盐水棉球若干)、造口袋、造口测量尺、笔、剪刀、棉签、弯盘、治疗巾、手套。治疗盘外:治疗单、PDA、速干手消毒剂。

必要时备造口护肤粉、皮肤保护膜、防漏膏。

2. 治疗车下层放置　医疗垃圾桶、生活垃圾桶。

【操作流程】

操作流程	操作步骤	要点说明	人文关怀	临床经验
评估,解释	评估环境(安静、整洁、舒适、安全)→核对患者床号、姓名等信息→评估患者意识状态和合作程度→协助患者排空膀胱		向患者及其家属解释此操作的目的,取得配合	

续表

操作流程	操作步骤	要点说明	人文关怀	临床经验
用物准备	洗手、戴口罩→携用物至患者床旁	检查换药盘、造口袋、棉签、治疗巾、手套的外包装及有效期		
安置体位	再次核对患者信息→关门窗,拉床帘→拉下床栏,协助患者取舒适体位,充分暴露造口处		注意保暖及保护患者隐私	患者取仰卧位为宜
移除,观察	戴手套→一手绷紧患者皮肤,一手自上而下移除造口袋→观察排泄物的颜色、性状及量		移除造口袋时动作轻柔,防止皮肤损伤	
更换造口袋	清洁造口及其周围的皮肤→用造口测量尺测量造口的大小、形状→根据测量结果在造口袋上描线、做记号,沿记号裁剪造口袋底盘→移除造口袋底盘保护纸,按造口位置将造口袋贴平、压紧,使贴附牢固,夹好造口袋→脱手套,协助患者穿好衣裤	观察造口及其周围皮肤情况;测量造口时以造口基底部为准;根据造口周围皮肤情况决定是否使用造口护肤粉、皮肤保护膜、防漏膏等;粘贴时注意由上而下,先压平内圈,再压平外圈	衣裤避免过紧,以免影响造口血液循环	裁剪大小应比实际测量值大1~2 mm;对不规则造口注意裁剪方向
整理,记录	整理用物→整理床单位→告知患者及其家属注意事项→用速干手消毒剂喷手,推治疗车回治疗室→收拾用物(医疗垃圾、生活垃圾分类放置,由医院感染管理科统一回收处理,用消毒液擦拭治疗车、治疗盘,治疗盘反扣晾干备用)→洗手→脱口罩→记录		向患者及其家属解释应用造口袋进行造口管理的重要性,指导其更换造口袋的方法,向其介绍造口的特点以减轻恐惧感;引导患者尽快接受造口的现实,主动参与造口的管理;向患者讲解日常生活注意事项,造口并发症的观察和预防等	

【注意事项】

(1)移除造口袋时注意保护皮肤,防止皮肤损伤。

(2)裁剪造口袋时应与实际造口方向相反,不规则造口要注意裁剪方向。

(3)造口袋底盘与造口黏膜之间保持适当空隙(1~2 mm)。空隙过大,粪便刺激皮肤容易引起皮炎;空隙过小,底盘边缘与黏膜摩擦可引起不适甚至出血。

【评分标准】

肠造口护理操作评分标准

班级：　　　　姓名：　　　　主考教师：　　　　考核日期：

项目	肠造口护理	分值	扣分	扣分理由
仪表	仪表端庄，着装整洁	2		
沟通技巧	表情自然，语言亲切、流畅、通俗易懂，能完整体现护理要求	2		
评估，解释	评估环境	2		
	核对患者床号、姓名等信息	3		
	评估患者意识状态和合作程度	4		
	协助患者排空膀胱	4		
	解释操作目的，取得患者配合	2		
用物准备	洗手、戴口罩	2		
	根据需要准备用物	3		
	检查用物是否完好	3		
操作过程	再次核对患者床号、姓名等信息	2		
	关门窗，拉床帘	2		
	拉下床栏，协助患者取舒适体位，充分暴露造口处	4		
	戴手套	3		
	一手绷紧患者皮肤，一手自上而下移除造口袋，观察排泄物的颜色、性状及量	8		
	清洁造口及其周围的皮肤	4		
	用造口测量尺测量造口的大小、形状	6		
	根据测量结果在造口袋上描线、做记号，沿记号裁剪造口袋底盘	8		
	移除造口袋底盘保护纸，按造口位置将造口袋贴平、压紧，使贴附牢固，夹好造口袋	8		
	脱手套，协助患者穿好衣裤	2		
操作后	整理用物，整理床单位	2		
	告知患者及其家属注意事项，用速干手消毒剂喷手	3		
	洗手，脱口罩	3		
	记录	3		
综合评价	严格执行查对制度	5		
	无交叉污染	5		
提问	肠造口护理操作的注意事项	5		
总分		100		

任务三　胃肠减压操作流程及评分标准

【操作目标】

（一）知识目标

（1）熟悉胃肠减压的概念。

(2) 熟悉胃肠减压的适应证。

(3) 掌握胃管插入长度。

(4) 掌握神志清醒患者及昏迷患者插管时应采取的体位。

(二) 技能目标

(1) 掌握判断胃管是否在胃内的三种方法。

(2) 正确连接负压装置。

(三) 人文关怀

(1) 做好操作前的解释工作。

(2) 操作中动作轻柔,能用语言和非语言技巧与患者沟通交流。

(3) 操作后对患者及其家属进行正确、全面的健康教育。

【操作准备】

(一) 评估患者准备

1. 治疗车上层放置 手电筒、治疗单、PDA、速干手消毒剂。

2. 治疗车下层放置 医疗垃圾桶、生活垃圾桶。

(二) 插胃管准备

1. 治疗车上层放置 治疗盘内:治疗巾、治疗缸(内装温开水)、胃管、棉签、液体石蜡、标识、换药盘(内装镊子2把、纱布2块)、20 mL注射器1支、无菌手套、胶布、细带、听诊器、手电筒、胃肠减压器等。治疗盘外:治疗单、PDA、速干手消毒剂。

2. 治疗车下层放置 医疗垃圾桶、生活垃圾桶。

【操作流程】

操作流程	操作步骤	要点说明	人文关怀	临床经验
评估,解释	评估环境; 核对患者床号、姓名等信息	询问患者有无鼻部手术史,用手电筒观察患者有无鼻中隔偏曲、鼻息肉等; 轻压患者鼻部(左右交替),观察患者鼻腔通畅情况	向患者及其家属解释插胃管的目的; 告知患者如何配合检查鼻腔通气情况	
安置体位	可取坐位、半坐卧位或仰卧位;昏迷患者取去枕仰卧位,头向后仰		告知患者及其家属采取该体位的目的	
清洁鼻腔	铺治疗巾于患者颌下,打开换药盘,弯盘置于患者口角旁,选择通畅一侧鼻孔,用湿棉签清洁鼻腔			

操作流程	操作步骤	要点说明	人文关怀	临床经验
测长,标记	单人操作法:准备胶布,打开胃管,将胃管、注射器放入换药盘内(注意遵守无菌原则),将液体石蜡倒在纱布上,戴好无菌手套,向胃管内注入少量空气(检查是否通畅),测量插管长度。 双人操作法:准备胶布,戴好无菌手套,助手用无菌方法打开胃管、注射器并递给操作者,操作者将胃管缠绕于手上,向胃管内注入少量空气(检查是否通畅),测量插管长度。	成人插管长度为45～55 cm(胃管上有刻度标记); 测量插管长度方法:鼻尖至耳垂再至剑突或前额发际至剑突距离		昏迷患者插管前给予翻身,取侧卧位(有痰液的患者先行叩背、吸痰),15 min后再插管。 双人操作法:操作者面对患者,按常规插管法进行插管,当插入咽喉部时,助手将患者头部向前推移,使下颌靠近胸骨柄再缓慢插入胃管至所需长度;患者侧卧位时,舌由于重力作用倒向下侧,这样从上侧鼻孔插入胃管时咽喉部舌根也偏向下方,可大大提高昏迷患者插管成功率
润管,插入	用液体石蜡纱布润滑胃管前端10～20 cm; 一手持纱布托住胃管,另一手持镊子夹住胃管前端(或戴好手套直接用手拿住胃管)沿一侧鼻孔缓缓插入,至咽喉部时(14～16 cm)嘱患者做吞咽动作,迅速将胃管插入至所需长度; 昏迷患者为提高插管的成功率,操作时应取去枕仰卧位,头向后仰,当胃管插入15 cm(会厌部)时,托起患者头部,使下颌靠近胸骨柄缓慢插入胃管至所需长度	出现干呕时,可暂停片刻,嘱患者做深呼吸,缓解后重新插入; 出现呛咳、呼吸困难、发绀等情况,应立即拔管,休息片刻后重新插入; 插入不畅可将胃管抽出少许,再小心向前推进或检查胃管是否盘曲在口腔中,不得强行插入,以免损伤黏膜	告知患者做吞咽动作的重要性; 胃管插入后,嘱患者勿干呕,以免胃管脱出	
验证,固定	胃管插入至预定长度,用手电筒观察胃管是否盘曲在患者口腔中,用胶布初步固定胃管于鼻翼,再验证胃管是否在胃内,用胶布固定胃管于颊部	确定胃管在胃内的三种方法: ①胃管末端接注射器抽吸,有胃液抽出; ②将听诊器放于左季肋区,用注射器从胃管末端快速注入10 mL空气,能听到气过水声; ③将胃管末端放入水中,无气体逸出		纱布绷带双套结固定法:用长75 cm,宽1.2 cm的纱布绷带固定,即在插胃管前先在纱布绷带约1/3处做2个直径约6 cm的带圈,2圈重叠放好备用。置入胃管并检查胃管确在胃内后即将纱布绷带套圈套入胃管至近鼻孔处,拉紧套结,沿两耳上方及枕部系于一侧耳后,松紧度以能容纳1指为宜

续表

操作流程	操作步骤	要点说明	人文关怀	临床经验
连接,固定	检查一次性胃肠减压器,排出胃肠减压器内气体,连接胃管,打开胃肠减压器并固定于适当处; 在标识上注明插管时间、插管长度,操作者签名并对折贴于胃管末端			一般可将胃肠减压器夹于患者腋下
整理,记录	协助患者清洁口鼻腔,整理床单位,洗手,记录插管时间、患者反应及引流液的颜色、性质、量		告知患者若有不适及时呼叫医护人员	

【注意事项】

(1) 操作时动作应轻柔,以防损伤鼻腔及食管黏膜。
(2) 胃肠减压者应每天进行口腔护理,每周更换胃管一次,晚间拔出,翌晨从另一侧鼻孔插入。
(3) 告知患者胃肠减压期间禁水禁食。
(4) 经常检查胃肠减压器吸引力的大小,管道是否通畅,胃肠减压器有无漏气。

【评分标准】

胃肠减压操作评分标准

班级:　　　　姓名:　　　　主考教师:　　　　考核日期:

项　目	胃 肠 减 压	分值	扣分	扣分理由
仪表	仪表端庄,着装整洁	2		
沟通技巧	表情自然,语言亲切、流畅、通俗易懂,能完整体现护理要求	2		
评估,解释	评估环境	2		
	核对患者床号、姓名等信息	2		
	评估患者鼻腔情况	2		
	解释操作目的,指导患者配合	2		
操作前准备	洗手、戴口罩	3		
	根据病情需要准备用物	3		
	检查用物是否完好	3		
操作过程	协助患者取舒适体位(仰卧位或坐位)	3		
	正确铺好治疗巾和打开换药盘	5		
	清洁鼻腔,不损伤患者鼻黏膜	2		
	注射器、胃管放置于换药盘时不被污染	6		
	正确戴好无菌手套	6		
	正确测量胃管插入长度	5		
	润滑胃管前端,正确插入胃管	6		
	观察患者口腔内是否有胃管盘曲,先简单固定胃管	3		
	验证胃管在胃内方法正确	6		
	固定胃管妥当,不污染	3		

续表

项 目	胃肠减压	分值	扣分	扣分理由
操作过程	正确连接一次性胃肠减压器	5		
	标识记录完整,贴于胃管末端	3		
操作后	整理用物,各项用物消毒处理	3		
	记录插管时间及患者反应、引流液的颜色、性状、量	3		
综合评价	严格执行查对制度	5		
	严格执行无菌技术操作,无交叉污染	10		
提问	胃肠减压操作的注意事项	5		
总分		100		

任务四　T管引流护理操作流程及评分标准

【操作目标】

(一)知识目标

(1)熟悉 T 管引流护理的概念。

(2)掌握 T 管引流护理的目的。

(3)掌握 T 管引流护理的注意事项。

(二)技能目标

掌握 T 管引流护理的方法。

(三)人文关怀

(1)做好操作前的解释工作。

(2)操作中动作轻柔,能用语言和非语言技巧与患者沟通交流。

(3)操作后对患者及其家属进行正确、全面的健康教育。

【操作准备】

(一)评估患者准备

1. 治疗车上层放置　医嘱执行单、PDA、速干手消毒剂。

2. 治疗车下层放置　医疗垃圾桶、生活垃圾桶。

(二)操作前准备

1. 治疗车上层放置　治疗盘内:弯盘、碘伏、一次性引流袋、换药盘、止血钳 1 把、一次性治疗巾、无菌手套。治疗盘外:治疗单、PDA、速干手消毒剂。

2. 治疗车下层放置　医疗垃圾桶、生活垃圾桶。

3. 其他　屏风(必要时)。

【操作流程】

操作流程	操作步骤	要点说明	人文关怀	临床经验
评估,解释	评估环境(安静、整洁、舒适、安全)→核对患者床号、姓名等信息→观察患者引流管是否通畅		与患者进行有效沟通,取得患者合作	

续表

操作流程	操作步骤	要点说明	人文关怀	临床经验
用物准备	准备用物→洗手、戴口罩；在治疗室按无菌原则打开换药盘，用碘伏浸湿换药盘内的棉球	检查棉签、纱布、换药盘的外包装、有效期、质量		
安置体位	携用物至患者床旁→再次核对患者床号、姓名→关窗，用屏风遮挡→协助患者取合适体位			
更换导管	将一次性治疗巾垫于患者引流管下方，暴露引流管及腹部→用止血钳夹闭引流管近端适宜处→打开一次性引流袋并将其固定在患者床旁→打开换药盘于一次性治疗巾上→戴无菌手套→取无菌纱布包裹住引流管的连接处，一手捏住引流管，另一手捏住一次性引流袋自接口处分离→上提一次性引流袋前段使液体流入一次性引流袋内→取碘伏棉球以螺旋方式消毒引流管口周围→与T管相连接→松开止血钳→观察引流液是否通畅→撤去一次性治疗巾，脱手套→在一次性引流袋上标明更换的日期及时间→在T管末端贴上标识	T管拔除后，局部伤口以凡士林纱布堵塞，1～2天会自行封闭；注意拔管后观察伤口渗液、体温变化、皮肤巩膜黄染、呕吐、腹痛、腹胀等情况	告知患者注意保持引流管的通畅，防止打折、弯曲	推迟拔T管的因素：年老体弱、患糖尿病、术前术后应用激素
整理，记录	整理用物→开窗，收起屏风，整理床单位→告知患者注意事项→用速干手消毒剂喷手，推治疗车回治疗室→整理用物（医疗垃圾、生活垃圾分类放置，由医院感染管理科统一回收处理，用消毒液擦拭治疗车、治疗盘，将治疗盘反扣晾干备用）→洗手→脱口罩→记录患者引流液的颜色、性状、量	平卧时引流管应低于腋中线，站立或活动时不可高于腹部引流口平面，防止引流液逆流	加强健康教育，告知患者T管引流的重要性及注意事项	

【注意事项】

(1) 严格无菌技术操作，保持胆道引流管通畅，定期更换一次性引流袋。

(2) 使用非防逆流一次性引流袋时，要防止引流液逆流：平卧时引流管应低于腋中线，站立或活动时不可高于腹部引流口平面。

（3）保护患者引流口周围皮肤,局部涂氧化锌软膏,防止胆汁浸润引起局部皮肤破溃和感染。

（4）T管一般放置2周,拔管前先夹管2~3天,患者无腹痛、腹胀、黄疸方可行T管造影术,造影显示胆道十二指肠间通畅、无残余结石后方可拔管。

【评分标准】

T管引流操作评分标准

班级：　　　　　姓名：　　　　　主考教师：　　　　　考核日期：

项目	T管引流	分值	扣分	扣分理由
仪表	仪表端庄,着装整洁	2		
沟通技巧	表情自然,语言亲切、流畅、通俗易懂,能完整体现护理要求	2		
评估,解释	评估环境	2		
	用两种以上方法核对患者信息	2		
	评估患者引流管是否通畅	2		
	解释、指导,取得患者的配合	2		
操作前准备	洗手,戴口罩	3		
	根据病情需要准备用物	2		
	检查各项用物是否完好	2		
操作过程	协助患者取舒适体位(仰卧位或坐位)	3		
	铺一次性治疗巾于患者引流管下方	3		
	用止血钳夹闭引流管近端适宜处	3		
	打开一次性引流袋并将其固定在患者床旁	3		
	打开换药盘,置于一次性治疗巾上	5		
	戴好无菌手套	5		
	取无菌纱布包裹住引流管的连接处,正确分离引流管	6		
	上提一次性引流袋前段使液体流入一次性引流袋内	5		
	消毒引流管管口周围	5		
	正确连接T管	5		
	松开止血钳	3		
	观察引流液是否引流通畅	3		
	撤去一次性治疗巾,脱手套	3		
	在一次性引流袋上写明更换的日期及时间	3		
操作后	收拾用物,整理床单位	2		
	告知患者注意事项	3		
	洗手,脱口罩	3		
	记录患者引流液的颜色、性状、量	3		
评价	严格执行查对制度	5		
	无交叉污染	5		
提问	T管引流操作的注意事项	5		
总分		100		

任务五 大量不保留灌肠操作流程及评分标准

【操作目标】

(一) 知识目标

(1) 熟悉大量不保留灌肠的概念。
(2) 熟悉大量不保留灌肠的禁忌证。
(3) 掌握大量不保留灌肠的插管长度。
(4) 掌握大量不保留灌肠应采取的体位。

(二) 技能目标

(1) 掌握大量不保留灌肠的方法。
(2) 掌握大量不保留灌肠溶液的配制方法。

(三) 人文关怀

(1) 做好操作前的解释工作。
(2) 操作中动作轻柔,能用语言和非语言技巧与患者沟通交流。
(3) 操作后对患者及家属进行正确、全面的健康教育。

【操作准备】

(一) 评估患者准备

1. 治疗车上层放置　医嘱执行单、PDA、速干手消毒剂。
2. 治疗车下层放置　医疗垃圾桶、生活垃圾桶。

(二) 操作前准备

1. 治疗车上层放置　治疗盘:盘内置一次性灌肠袋1个、液体石蜡、棉签、纸巾、一次性治疗巾、水温计、一次性手套1双、灌肠溶液(0.1%～0.2%肥皂液或生理盐水);盘外置治疗单、PDA、速干手消毒剂。
2. 治疗车下层放置　医疗垃圾桶、生活垃圾桶。
3. 其他　输液架、屏风,必要时备便盆、便盆巾。

【操作流程】

操作流程	操作步骤	要点说明	人文关怀	临床经验
评估,解释	评估环境(安静、整洁、舒适、安全);用两种以上方法核对患者信息	评估患者合作程度;评估患者肛周皮肤黏膜情况	告知患者灌肠的目的、方法、注意事项及配合要点	
用物准备	准备用物→洗手→戴口罩	检查一次性灌肠袋的名称、有效期、质量		
配制灌肠液	在治疗室内根据医嘱配制灌肠液,用水温计测量灌肠液的温度	温度为39～41 ℃;降温时温度为28～32 ℃;中暑患者用4 ℃等渗盐水溶液		

续表

操作流程	操作步骤	要点说明	人文关怀	临床经验
安置卧位	再次核对患者床号、姓名→将灌肠液挂于输液架上→将便盆放于床尾凳上,将便盆巾搭于靠背上→关窗,用屏风遮挡患者→松开床尾盖被→协助患者取左侧卧位,双膝屈曲,脱裤至膝部,臀部移至床沿→垫一次性治疗巾于患者臀下	灌肠液面距肛门高度为40～60 cm		
润管排气	戴好一次性手套→用液体石蜡纱布润滑肛管前端→打开一次性灌肠袋开关,排出空气			
插管灌液	分开臀部,暴露肛门,嘱患者做深呼吸,右手持肛管轻轻插入直肠7～10 cm→固定肛管,打开开关,使溶液缓缓流入,待溶液即将灌完时关闭开关	灌肠过程中,患者如有便意,指导患者做深呼吸,同时适当调低一次性灌肠袋的高度,以减慢流速		临床上改良方法:用开放式膀胱冲洗装置连接16号双腔气囊导尿管,插入深度10～15 cm,气囊注气15～20 mL,采用该方法灌肠液量多,灌肠液保留时间长,灌肠效果好,不易污染床单位
拔出肛管	用纸巾包住肛管轻轻拔出,置于弯盘内,擦净肛门→协助患者平卧,嘱患者尽量忍耐5～10 min后再排便	协助能下床的患者入厕排便;对于不能下床的患者,将便盆、纸巾、呼叫器放在其易取处,排便后及时取出便盆,撤去一次性治疗巾		
整理,记录	协助患者穿上裤子,取舒适卧位,收起屏风,开窗→收拾用物→告知患者注意事项→用速干手消毒剂喷手,推治疗车回治疗室→收拾用物(医疗垃圾、生活垃圾分类放置,由医院感染管理系统一回收、处理,用消毒液擦拭治疗车、治疗盘,将治疗盘反扣晾干备用)→洗手→脱口罩→在体温单"大便"栏上记录灌肠结果	注意观察患者大便的颜色、形状、量,必要时留取标本送检;记录方法(灌肠为"E"):如果灌肠后排便一次,用1/E表示;如果灌肠后未排便,则用0/E表示;如果自行排便一次,灌肠后又排便一次,则用1^1/E表示,以此类推	告知患者如有心慌、气促等不适症状时,应立即平卧,避免发生意外	

【注意事项】

(1) 急腹症、妊娠早期、消化道出血患者禁止灌肠;肝性脑病患者禁用肥皂水灌肠;伤寒患者使用灌肠液不能超过 500 mL,液面距肛门高度不得超过 30 cm;充血性心力衰竭或水钠潴留患者禁用等渗盐水溶液灌肠。

(2) 对患者进行降温灌肠时,灌肠后保留 30 min 再排便,排便后 30 min 测体温。

(3) 肛门、直肠、结肠等手术后及排便失禁的患者,均不宜进行保留灌肠。

(4) 对于肠道感染的患者,最好选在临睡前灌肠,因为此时活动量小,药液易于保留吸收。

【评分标准】

大量不保留灌肠操作评分标准

班级:　　　　　　姓名:　　　　　　主考教师:　　　　　　考核日期:

项　目	大量不保留灌肠	分值	扣分	扣分理由
仪表	仪表端庄,着装整洁	3		
沟通技巧	表情自然,语言亲切、流畅、通俗易懂,能完整体现护理要求	2		
评估,解释	评估环境	2		
	用两种以上方法核对患者信息	2		
	评估患者合作程度及肛周皮肤黏膜情况	2		
	解释、指导,取得患者的配合	2		
操作前准备	洗手,戴口罩	3		
	根据病情需要准备用物	3		
	检查各项用物是否完好	3		
操作过程	核对患者床号、姓名	3		
	关闭门窗,用屏风遮挡患者	2		
	放置便盆,将一次性灌肠袋挂于输液架上	3		
	协助患者取左侧卧位,双膝屈曲,脱裤至膝部,臀部移至床沿	3		
	垫一次性治疗巾于患者臀下	3		
	戴好一次性手套,润滑肛管前端	6		
	打开一次性灌肠袋开关,排出空气	5		
	分开臀部,暴露肛门	3		
	右手持肛管轻轻插入直肠 7~10 cm,固定肛管	6		
	溶液即将灌完时关闭开关	5		
	用纸巾包住肛管轻轻拔出,置于弯盘内,擦净肛门	5		
	嘱患者尽量忍耐 5~10 min 后再排便	5		
	协助患者取舒适卧位,收起屏风,开窗,告知患者注意事项	3		
操作后	整理用物,各项用物进行消毒处理	5		
	记录患者大便的颜色、形状、量	5		
综合评价	严格执行查对制度	6		
	严格执行无菌技术操作,无交叉污染	5		
提问	大量不保留灌肠操作的注意事项	5		
总分		100		

任务六 小量不保留灌肠操作流程及评分标准

【操作目标】

(一)知识目标

(1)熟悉小量不保留灌肠的概念。
(2)熟悉小量不保留灌肠的禁忌证。
(3)掌握小量不保留灌肠的插管长度。
(4)掌握小量不保留灌肠应采取的体位。

(二)技能目标

(1)掌握小量不保留灌肠的方法。
(2)掌握小量不保留灌肠溶液的配制方法。

(三)人文关怀

(1)做好操作前的解释工作。
(2)操作中动作轻柔,能用语言和非语言技巧与患者沟通交流。
(3)操作后对患者及家属进行正确、全面的健康教育。

【操作准备】

(一)评估患者准备

1. 治疗车上层放置 医嘱执行单、PDA、速干手消毒剂。
2. 治疗车下层放置 医疗垃圾桶、生活垃圾桶。

(二)操作前准备

1. 治疗车上层放置 治疗盘:盘内置一次性灌肠袋1个、液体石蜡、棉签、纸巾、一次性治疗巾、水温计、一次性手套1双、灌肠溶液(0.1%~0.2%肥皂液或生理盐水);盘外置治疗单、PDA、速干手消毒剂。
2. 治疗车下层放置 医疗垃圾桶、生活垃圾桶。
3. 其他 输液架、屏风,必要时备便盆、便盆巾。

【操作流程】

操作流程	操作步骤	要点说明	人文关怀
评估,解释	评估环境(安静、整洁、舒适、安全); 用两种以上方法核对患者信息	评估患者合作程度; 评估患者肛周皮肤黏膜情况	告知患者灌肠的目的、方法、注意事项及配合要点
用物准备	准备用物→洗手→戴口罩	检查一次性灌肠袋的名称、有效期、质量	
配制灌肠液	在治疗室内根据医嘱配制合适的灌肠液,用水温计测量灌肠液以确保温度适宜	一般灌肠液的温度为39~41 ℃	

续表

操作流程	操作步骤	要点说明	人文关怀
安置卧位	再次核对患者床号、姓名→将灌肠液挂于输液架上→将便盆放于床尾凳上,将便盆巾搭于靠背上→关窗,用屏风遮挡患者→松开床尾盖被→协助患者取左侧卧位,双膝屈曲,脱裤子至膝部,臀部移至床沿→垫一次性治疗巾于患者臀下	灌肠液面距肛门高度不超过60 cm	
润管排气	戴好一次性手套→用液体石蜡纱布润滑肛管前端→打开一次性灌肠袋开关,排出空气		
插管灌液	分开臀部,暴露肛门,嘱患者做深呼吸,右手持肛管轻轻插入直肠7~10 cm→固定肛管,打开开关,使溶液缓缓流入,待溶液即将灌完时关闭开关	灌肠过程中,患者如有便意,指导患者做深呼吸,同时适当调低一次性灌肠袋的高度,以减慢流速	
拔出肛管	用纸巾包住肛管轻轻拔出,置于弯盘内,擦净肛门→协助患者平卧,嘱患者尽量忍耐10~20 min后再排便	协助能下床的患者入厕排便;对于不能下床的患者,将便盆、纸巾、呼叫器放在易取处,排便后及时取出便盆,撤去一次性治疗巾	
整理,记录	协助患者穿上裤子,取舒适卧位,收起屏风,开窗→收拾用物→告知患者注意事项→用速干手消毒剂喷手,推治疗车回治疗室→收拾用物(医疗垃圾、生活垃圾分类放置,由医院感染管理科统一回收、处理,用消毒液擦拭治疗车、治疗盘,将治疗盘反扣晾干备用)→洗手→脱口罩→在体温单"大便"栏上记录灌肠结果	注意观察患者大便的颜色、形状、量,必要时留取标本送检;记录方法(灌肠为"E"),如果灌肠后排便一次,用 1/E 表示;如果灌肠后未排便,则用 0/E 表示;如果自行排便一次,灌肠后又排便一次,则用 $1^1/E$ 表示,以此类推	告知患者如有心慌、气促等不适症状时,应立即平卧,避免意外发生

【注意事项】

(1) 灌肠时插管深度为 7~10 cm，压力宜低，灌肠液注入的速度不得过快。

(2) 每次抽吸灌肠液时应夹住肛管，防止空气进入肠道而引起患者腹胀。

【评分标准】

小量不保留灌肠操作评分标准

班级：　　　　姓名：　　　　主考教师：　　　　考核日期：

项　目	小量不保留灌肠	分值	扣分	扣分理由
仪表	仪表端庄，着装整洁	2		
沟通技巧	表情自然，语言亲切、流畅、通俗易懂，能完整体现护理要求	2		
评估与指导	评估环境	2		
	用两种以上方法核对患者信息	2		
	评估患者合作程度及肛周皮肤黏膜情况	2		
	解释、指导，取得患者的配合	3		
操作前准备	洗手，戴口罩	3		
	根据病情需要准备用物	3		
	检查各项用物是否完好	3		
操作过程	核对患者床号、姓名	3		
	关闭门窗，用屏风遮挡患者	2		
	放置便盆，将一次性灌肠袋挂于输液架上	3		
	协助患者取左侧卧位，双膝屈曲，脱裤子至膝部，臀部移至床沿	3		
	垫一次性治疗巾于患者臀下	3		
	戴好一次性手套，润滑肛管前端	6		
	打开一次性灌肠袋开关，排出空气	5		
	分开臀部，暴露肛门	3		
	右手持肛管轻轻插入直肠 7~10 cm，固定肛管	6		
	溶液即将灌完时关闭开关	5		
	用纸巾包住肛管轻轻拔出，置于弯盘内，擦净肛门	5		
	嘱患者尽量忍耐 10~20 min 后再排便	5		
	协助患者取舒适卧位，收起屏风，开窗，告知患者注意事项	3		
操作后	整理用物，各项用物进行消毒处理	5		
	记录患者大便的颜色、形状、量	5		
综合评价	严格执行查对制度	6		
	严格执行无菌技术操作，无交叉污染	5		
提问	小量不保留灌肠操作的注意事项	5		
总分		100		

任务七　小儿鼻饲操作流程及评分标准

【操作目标】

(一)知识目标

(1)熟悉小儿鼻饲法的概念。
(2)熟悉小儿鼻饲法的适应证和禁忌证。
(3)掌握小儿鼻饲管插入长度,鼻饲液量、温度,以及间隔时间。
(4)掌握神志清醒患儿及昏迷患儿插管时应采取的体位。

(二)技能目标

(1)掌握鼻饲管在胃内的三种确定方法。
(2)根据患儿的病情,选择合适的鼻饲液并熟练地完成鼻饲操作。
(3)鼻饲操作结束后,正确处理胃管末端。
(4)掌握正确的拔管方法。

(三)人文关怀

(1)做好操作前的解释工作。
(2)操作者动作轻柔,能用语言和非语言技巧与患儿及家属沟通交流。
(3)操作后对患儿及家属进行正确、全面的健康教育。

【操作准备】

(一)评估患者准备

1. 治疗车上层放置　治疗盘:盘内置手电筒;盘外置医嘱执行单、PDA、速干手消毒剂。

2. 治疗车下层放置　医疗垃圾桶、生活垃圾桶。

(二)上胃管准备

1. 治疗车上层放置　治疗盘:盘内置治疗巾、治疗缸2个(一个治疗缸内装温开水、另一个治疗缸内装按需准备的38～40 ℃的鼻饲液)、水温计、换药盘(内装镊子2把、纱布2块)、一次性胃管2根、无菌手套、压舌板、50 mL注射器1支、棉签、液体石蜡、胶布、别针、橡皮筋、标识、弯盘、手电筒、听诊器、速干手消毒剂,必要时准备漱口液或口腔护理用物及松节油;盘外置治疗单、PDA、速干手消毒剂。

2. 治疗车下层放置　医疗垃圾桶、生活垃圾桶、利器盒。

(三)拔胃管准备

1. 治疗车上层放置　治疗盘:盘内置弯盘、治疗巾、纱布、漱口杯、吸水管、弯盘2个;盘外置治疗单、PDA、速干手消毒剂。

2. 治疗车下层放置　医疗垃圾桶、生活垃圾桶。

【操作流程】

操作流程	操作步骤	要点说明	人文关怀	临床经验
插　管　法				
核对,解释	评估环境,核对患儿床号、姓名	询问患儿有无鼻部手术史,用手电筒观察患儿鼻中隔有无偏曲、息肉等;轻压患儿鼻翼(左右交替),观察患儿鼻腔通畅情况	向患儿家属解释留置一次性胃管的目的	

续表

操作流程	操作步骤	要点说明	人文关怀	临床经验
安置卧位	协助患儿取舒适体位（能配合的患儿取半坐卧位或坐位，无法坐起者取右侧卧位，昏迷患儿取去枕平卧位,头向后仰）		告知患儿及家属采取该体位的目的	昏迷患儿插管前15 min予翻身，取侧卧位，有痰液的患儿先行扣背、吸痰,15 min后再行插管； 插入一次性胃管至咽喉部时，根据患儿情况进行插管； 患儿取侧卧位时，舌由于重力作用倒向下侧，所以从上侧鼻孔插入一次性胃管时，咽喉部舌根也偏向下侧，这样可大大提高昏迷患儿插管成功率
清洁鼻腔	将治疗巾围于患儿颌下→打开换药盘，弯盘置于患儿口角旁→准备胶布→选择通畅一侧的鼻腔，用湿棉签清洁鼻腔			
测长,标记	打开一次性胃管→将一次性胃管、空针按无菌原则置于换药盘内→将液体石蜡倒在纱布上→戴好无菌手套→向鼻饲管内注入少量空气（检查是否通畅）→测量插管长度并标记	测量插管长度方法：前额发际至胸骨剑突处的长度或鼻尖至耳垂再至剑突的长度		
润管插入	用液体石蜡纱布润滑一次性胃管前端→一手持纱布托住一次性胃管，另一手持镊子夹住一次性胃管前端（或直接用戴好无菌手套的手拿住一次性胃管）沿一侧鼻孔缓缓插入→至咽喉部时，根据患儿情况进行插管（清醒患儿：嘱其做吞咽动作，顺势将一次性胃管向前推进至预定长度；昏迷患儿：左手将患儿头部托起，使其下颌靠近胸骨柄，缓缓插入一次性胃管至预定长度）	出现恶心症状时，可暂停片刻，嘱患儿做深呼吸，缓解后重新插入；出现呛咳、呼吸困难、发绀等情况时，应立即拔管，待患儿休息片刻后重新插入；插入不畅时可将一次性胃管抽出少许，再小心向前推进或检查一次性胃管是否盘曲在口腔中，不得强行插入，以免损伤黏膜	告知患儿做吞咽动作的重要性；一次性胃管插入后，嘱患儿勿做恶心状，以免一次性胃管脱出	

122

续表

操作流程	操作步骤	要点说明	人文关怀	临床经验
验证,固定	一次性胃管插入至预定长度→用手电筒观察一次性胃管是否盘曲在患儿口腔内→验证一次性胃管是否在胃内→胶布固定:"Y"形胶布固定法或蝶形胶布固定法	确定一次性胃管在胃内的三种方法: ①将一次性胃管末端置于水中,无气体逸出; ②在一次性胃管末端连接注射器进行抽吸,有胃液抽出; ③将听诊器置于患儿左季肋区,用注射器从一次性胃管末端快速注入10 mL空气,能听到气过水声		固定时可用3M医用胶带或3M透明敷贴,以减少皮肤的过敏反应,避免更换敷贴时损伤皮肤。固定方法如下。 "Y"形胶布固定法:取一段长5~6 cm,宽0.8~1 cm的3M医用胶带或3M透明敷贴,从3M医用胶带或3M透明敷贴一端中间处向内剪2~3 cm,打开呈"Y"形。将"Y"形胶带未剪开部分贴于患儿鼻梁,将胶带剪开部分以逆时针及顺时针方向交叉固定于一次性胃管上。 蝶形胶布固定法:将3M透明敷料制成蝶形"胃管贴"。将3M敷料的宽平分为三份,从敷料长的1/2处剪至宽两侧的1/3,使其成为一蝶形胶布,将"蝶翅膀"贴于鼻翼上,剪去两边的宽,中央形成长形与一次性胃管垂直,围绕着一次性胃管一圈贴好
灌注食物或药物	先注入少量温开水(约20 mL)→灌注流质食物或药物→注入少量温开水	每次鼻饲间隔时间不少于2 h。需服用药物时,应将药片研碎并溶解后再灌入;新鲜果汁和奶液应分别注入,以防止产生凝块。 每次灌注食物前、后均需用温开水(不少于10 mL)冲管	告知患儿家属灌注流质食物或药物的名称	根据医嘱调整鼻饲药物
反折,固定	反折一次性胃管开口端→用纱布包好→用橡皮筋扎紧→用胶布缠紧→用别针固定于患儿衣领处→在标识上注明管道名称、插管时间、插管者姓名→对折贴于一次性胃管末端		告知患儿家属不得自行打开纱布以免带动一次性胃管	

续表

操作流程	操作步骤	要点说明	人文关怀	临床经验
整理,记录	协助患儿清洁口腔、鼻腔→整理床单位,嘱患儿维持原卧位20～30 min→用速干手消毒剂喷手,推治疗车回治疗室→收拾用物(医疗垃圾、生活垃圾分类放置,由医院感染管理科统一回收、处理,用消毒液擦拭治疗车、治疗盘,将治疗盘反扣晾干备用)→洗手、脱口罩,记录鼻饲时间、种类、量和患儿反应		告知患儿如有不适则及时呼叫	
拔　管　法				
拔管,擦拭	核对患儿信息后,围治疗巾于患儿颌下→将弯盘置于患儿颌下→夹紧一次性胃管末端→揭去胶布→戴好无菌手套→用纱布包裹近鼻孔处的一次性胃管→嘱患儿做深呼吸,在患儿呼气时,一手反折一次性胃管拔管,并且边拔边用纱布擦拭一次性胃管,至咽喉处时快速拔出,以免液体滴入气管内→包住拔出的一次性胃管,盘曲后放于弯盘内→清洗患儿口鼻及面部,擦去胶布痕迹→协助患儿漱口→用纱布擦净患儿口角		告知患儿家属拔管的原因	拔管后需检查一次性胃管的完整性
整理,记录	清理用物→协助患儿取舒适卧位→整理床单位→用速干手消毒剂喷手,推治疗车回治疗室→收拾用物(医疗垃圾、生活垃圾分类放置,由医院感染管理科统一回收、处理,用消毒液擦拭治疗车、治疗盘,将治疗盘反扣晾干备用)→洗手→脱口罩→记录拔管时间和患儿反应		告知患儿家属相关注意事项	

【注意事项】

（1）操作时动作应轻稳，以防损伤患儿鼻腔及食管黏膜。

（2）鼻饲过程中应做到"三避免"。

①避免灌入空气，以防造成腹胀。

②避免灌注速度过快，以防造成不适。

③避免鼻饲液过热或过冷，以防烫伤黏膜或引起胃部不适。

（3）长期鼻饲者应每天进行口腔护理，每周更换一次胃管，晚间末次喂食后拔出，并于次日早晨从另一侧鼻孔重新插入。

【评分标准】

小儿鼻饲操作评分标准

班级：　　　　　姓名：　　　　　主考教师：　　　　　考核日期：

项目	小儿鼻饲	分值	扣分	扣分理由
仪表	仪表端庄，着装整洁	3		
沟通技巧	表情自然，语言亲切、流畅、通俗易懂，能完整体现护理要求	3		
评估，解释	评估环境：安静、安全、舒适、整洁	1		
	解释、指导，取得患儿家属的配合	2		
	评估患儿病情、意识状态及鼻腔状况	3		
操作前准备	洗手，戴口罩	2		
	检查所有用物有效期及质量、鼻饲液温度，用物准备齐全、摆放合理且美观	4		
操作过程	使用PDA核对患儿身份信息：床号、姓名	2		
	协助患儿取舒适体位（能配合者取半坐卧位或坐位，无法坐起者取右侧卧位，昏迷者取去枕平卧位，头向后仰）	2		
	将治疗巾围于患儿颌下，置弯盘于患儿口角旁	1		
	选择通畅一侧的鼻腔，并清洁鼻腔	2		
	备胶布2～3条贴于治疗盘边	1		
	取出一次性胃管，检查其是否通畅（注入少量空气）	2		
	测量一次性胃管长度（前额发际至胸骨剑突处的长度或鼻尖至耳垂再至剑突的长度），并标记	3		
	将少许液体石蜡倒于纱布上，润滑一次性胃管前端	3		
	一手持纱布托住一次性胃管，另一手持镊子夹住一次性胃管前端，沿选定侧鼻孔轻轻插入（观察患儿反应并用语言安抚患儿）	4		
	插入一次性胃管至咽喉部时，根据患儿具体情况进行插管	6		
	检查一次性胃管是否在胃内（三种方法：抽吸胃液、听气过水声、将一次性胃管浸入水中无气泡逸出）	6		
	用胶布将一次性胃管固定在鼻翼及颊部	2		
	回抽胃液后，注入少量（约20 mL）温开水	4		
	缓缓注入流质食物或药物（流质食物温度应适宜：38～40 ℃），灌注后注入少量（约20 mL）温开水冲净一次性胃管	6		
	反折一次性胃管末端，用纱布包好，用橡皮筋扎紧，并用别针固定于患儿衣领处	4		

续表

项目	小儿鼻饲	分值	扣分	扣分理由
整理,记录	清洁面部,进行宣教并嘱患儿维持原卧位 20~30 min,整理床单位,收拾用物,做好手卫生	3		
	推治疗车回治疗室整理,洗手,记录(鼻饲时间、种类、量和患儿反应),签名	3		
拔管过程	携用物至床旁,核对患儿信息并做好解释工作	2		
	围治疗巾于患儿颌下,置弯盘于患儿颌下,夹紧一次性胃管末端,轻轻揭去固定胶布	2		
	用纱布包裹近鼻孔处的一次性胃管,嘱患儿做深呼吸,在患儿呼气时拔管。边拔边用纱布擦拭一次性胃管,至咽喉处时快速拔出	3		
	将一次性胃管放入弯盘内并置于治疗车下层	1		
	置另一弯盘于患儿颌下,协助漱口,清洁其口鼻、面部、胶布痕迹,协助其取舒适体位	2		
操作后	整理用物,整理床单位,进行宣教并安慰患儿,做好手卫生	2		
	推治疗车回治疗室,收拾用物,洗手、脱口罩	2		
	记录拔管时间和患儿反应	2		
综合评价	熟练程度:操作敏捷,动作熟练、轻巧	4		
	人文关怀:护患沟通有效,充分体现人文关怀	3		
提问	小儿鼻饲操作的注意事项	5		
总分		100		

任务八　经空肠造瘘管输注营养液操作流程及评分标准

【操作目标】

(一) 知识目标

(1) 熟悉空肠造瘘术的概念。

(2) 掌握空肠造瘘管输注营养液的目的。

(3) 掌握空肠造瘘管输注营养液的注意事项。

(二) 技能目标

掌握空肠造瘘管输注营养液的操作技术。

(三) 人文关怀

(1) 做好操作前的解释工作。

(2) 操作中动作轻柔,能用语言和非语言技巧与患者沟通交流。

(3) 操作后对患者及家属进行正确、全面的健康教育。

【操作准备】

(一) 评估患者准备

1. 治疗车上层放置　医嘱执行单、PDA、速干手消毒剂。

2. 治疗车下层放置　医疗垃圾桶、生活垃圾桶。

（二）操作前准备

1. 治疗车上层放置 治疗盘内：肠内营养制剂1瓶、治疗巾、鼻饲盘、装有20 mL生理盐水的注射器、营养输注管、止血钳、纱布、碘伏、棉签、别针、胶布、启瓶器、弯盘；治疗盘外：治疗单、肠内营养牌、电子加温器、肠内营养输注泵、PDA、速干手消毒剂。

2. 治疗车下层放置 医疗垃圾桶、生活垃圾桶、利器盒。

【操作流程】

操作流程	操作步骤	要点说明	人文关怀	临床经验
评估，解释	评估环境（安静、整洁、舒适、安全）→用两种以上方法核对患者信息→评估患者的意识状态及合作程度→评估患者病情→评估空肠造瘘管情况→评估造口敷料及局部皮肤情况	评估空肠造瘘管的位置以及是否妥善固定	向患者及家属解释此操作的目的，以取得配合	
用物准备	准备用物→洗手→戴口罩→取20 mL注射器→抽取20 mL生理盐水	检查肠内营养制剂有效期及质量；检查鼻饲盘、营养输注管、纱布、碘伏、棉签、注射器的有效期及外包装；检查电子加温器、肠内营养输注泵的性能		
安置体位	携用物至患者床旁→再次核对患者床号、姓名→拉下床栏，协助患者取半坐卧位或侧卧位			尽量不要取仰卧位
悬挂营养液	悬挂营养液→按照输液规范进行排气→连接电子加温器电源→将电子加温器固定于墨菲氏滴管下方		将电子加温器妥善固定，防止烫伤患者	
输注营养液	铺治疗巾于空肠造瘘管外露端下方→放置弯盘→用止血钳夹住管口上方6 cm处→连接注射器→用20 mL生理盐水以脉冲式手法冲管→再次核对→连接营养输注管→调节营养泵速度→将鼻饲盘放在患者床头柜上备用→在营养输注管末端贴上标识	营养泵速度为30～40 mL/h，根据浓度、速度、量等循序渐进	输注过程中注意观察患者有无腹痛、腹胀、腹泻、便秘等消化道症状	

续表

操作流程	操作步骤	要点说明	人文关怀	临床经验
整理,记录	收拾用物→整理床单位→告知患者或家属注意事项→用速干手消毒剂喷手,推治疗车回治疗室→收拾用物(医疗垃圾、生活垃圾分类放置,由医院感染管理科统一回收、处理,用消毒液擦拭治疗车、治疗盘,将治疗盘反扣晾干备用)→洗手→脱口罩→记录		告知患者活动过程中的注意事项	

【注意事项】

(1) 每次输注营养液前应判定空肠造瘘管是否处于功能位。

(2) 保持管道通畅,防止堵塞、滑脱。

(3) 注意观察患者病情变化。

(4) 发现堵管后应及时通知医生,配合处理。

【评分标准】

经空肠造瘘管输注营养液操作评分标准

班级:　　　　姓名:　　　　主考教师:　　　　考核日期:

项　目	经空肠造瘘管输注营养液	分值	扣分	扣分理由
仪表	仪表端庄,着装整洁	2		
沟通技巧	表情自然,语言亲切、流畅、通俗易懂,能完整体现护理要求	2		
评估,解释	评估环境	2		
	用两种以上方法核对患者信息	2		
	评估患者的意识状态及合作程度	3		
	评估患者病情	3		
	评估空肠造瘘管情况	3		
	评估造口敷料及局部皮肤情况	3		
	解释、指导,取得患者的配合	2		
操作前准备	洗手,戴口罩	2		
	根据需要准备用物	3		
	检查各项用物是否完好	2		
操作过程	再次核对患者床号、姓名	2		
	拉下床栏,协助患者取半坐卧位或侧卧位	3		
	悬挂营养液	3		
	按照输液规范进行排气	3		
	连接电子加温器电源,将电子加温器固定于墨菲氏滴管下方	6		
	铺治疗巾于空肠造瘘管外露端下方	2		
	放置弯盘	2		

续表

项 目	经空肠造瘘管输注营养液	分值	扣分	扣分理由
操作过程	用止血钳夹住管口上方 6 cm 处	6		
	连接注射器,用 20 mL 生理盐水以脉冲式手法冲管	6		
	再次核对	2		
	连接营养输注管,调节营养泵速度	5		
	将鼻饲盘放在患者床头柜上备用	2		
	在营养输注管末端贴上标识	3		
操作后	收拾用物,整理床单位	2		
	告知患者或家属注意事项,用速干手消毒剂喷手	3		
	洗手,脱口罩	3		
	记录	3		
评价	严格执行查对制度	5		
	无交叉污染	5		
提问	经空肠造瘘管输注营养液的注意事项	5		
总分		100		

项目四 泌尿系统技能操作流程及评分标准

任务一 男性患者导尿操作流程及评分标准

【操作目标】

（一）知识目标

(1) 熟悉导尿的概念。
(2) 掌握男性患者导尿的插管长度。
(3) 掌握男性患者导尿应采取的体位。

（二）技能目标

掌握男性患者导尿的方法。

（三）人文关怀

(1) 做好操作前的解释工作。
(2) 操作中动作轻柔，能用语言和非语言技巧与患者沟通交流。
(3) 操作后对患者及家属进行正确、全面的健康教育。

【操作准备】

（一）评估患者准备

1. 治疗车上层放置　医嘱执行单、PDA、速干手消毒剂。
2. 治疗车下层放置　医疗垃圾桶、生活垃圾桶。

（二）操作前准备

1. 治疗车上层放置　治疗盘：盘内置一次性导尿包、一次性治疗巾、无菌纱布；盘外置治疗单、浴巾、PDA、速干手消毒剂。
2. 治疗车下层放置　医疗垃圾桶、生活垃圾桶。
3. 其他　屏风，必要时备便盆、便盆巾。

【操作流程】

操作流程	操作步骤	要点说明	人文关怀	临床经验
评估，解释	评估环境（安静、整洁、舒适、安全）；用两种以上方法核对患者信息	评估患者合作程度	告知患者导尿的目的、方法、注意事项及配合要点；评估患者会阴部皮肤情况及膀胱充盈度	导尿前给予患者会阴擦洗
用物准备	准备用物→洗手→戴口罩	检查一次性导尿包的名称、有效期以及外包装是否完好		

续表

操作流程	操作步骤	要点说明	人文关怀	临床经验
安置卧位	协助患者取仰卧位			
首次消毒	再次核对床头卡→用屏风遮挡患者,关窗→协助患者脱对侧裤子并盖在近侧腿上,两腿分开,将被子盖在对侧腿上→将浴巾盖在近侧腿上,铺一次性治疗巾在患者臀下→打开一次性导尿包→戴检查手套,依次消毒阴囊及阴茎→消毒尿道口	消毒尿道口时用无菌纱布包裹住阴茎上提,将包皮向后推,暴露尿道口,自尿道口向外以螺旋方式消毒尿道口、龟头、冠状沟	注意患者保暖	将污染的弯盘弃于床尾
再次消毒	打开一次性导尿包内包布→戴无菌手套→铺洞巾→检查导尿管是否通畅→连接导尿管和引流袋→润滑导尿管前端→再次以螺旋方式消毒尿道口	消毒尿道口时用无菌纱布包裹住阴茎上提,将包皮向后推,暴露出尿道口,自尿道口向外以螺旋方式消毒尿道口	注意患者保暖	将污染碘伏棉球弃于床尾弯盘内,避免再次污染会阴
插管,固定	左手提起阴茎,与腹壁呈60°角→右手持血管钳或用戴无菌手套的右手将导尿管插入尿道→见尿液流出后再插入5~7 cm→松开左手,将生理盐水注入气囊中固定→将引流袋固定在床旁→将标识贴于导尿管末端→观察尿液的颜色、性状、量	第一次放尿量不超过1000 mL; 男性患者插管长度为20~22 cm	插管前嘱患者放松	如遇前列腺肥大患者而插管不顺利时,可用注射器抽取少量液体石蜡注入患者尿道后快速插入
整理,记录	协助患者穿上裤子,取舒适体位,收起屏风,开窗→收拾用物→告知患者注意事项→用速干手消毒剂喷手,推治疗车回治疗室→收拾用物(医疗垃圾、生活垃圾分类放置,由医院感染管理科统一回收、处理,用消毒液擦拭治疗车、治疗盘,将治疗盘反扣晾干备用)→洗手→脱口罩→记录尿液的颜色、性状、量	注意观察患者尿液的颜色、性状、量,必要时留取标本送检		定期更换引流袋,使用普通引流袋时注意引流袋的位置应低于耻骨联合,以防止尿液逆流;使用防逆流引流袋时,需每5~7天更换1次引流袋

【注意事项】

（1）严格执行无菌原则，防止尿路感染。

（2）保护患者隐私，维护患者自尊，做好解释与沟通工作，遮挡操作环境并采取适当的措施防止患者着凉。

（3）选择光滑且粗细适宜的导尿管，插管时动作要轻柔、准确，避免损伤尿道黏膜。

（4）为男性患者插导尿管时，因膀胱颈部肌肉收缩产生阻力时，应稍停片刻，嘱患者做深呼吸后，再缓慢插入。

（5）引流管应妥当放置，避免因扭曲、受压、堵塞等造成引流不畅。

【评分标准】

男性患者导尿操作评分标准

班级：　　　　姓名：　　　　主考教师：　　　　考核日期：

项　目	男性患者导尿	分值	扣分	扣分理由
仪表	仪表端庄，着装整洁	2		
沟通技巧	表情自然，语言亲切、流畅、通俗易懂，能完整体现护理要求	2		
评估,解释	评估环境	2		
	用两种方法核对患者信息	2		
	评估患者合作程度	2		
	评估患者膀胱充盈度和会阴部皮肤情况	2		
	解释、指导，取得患者的配合	2		
操作前准备	洗手，戴口罩	3		
	根据病情需要准备用物	3		
	检查各项用物是否完好	2		
操作过程	核对患者床号、姓名	3		
	关闭门窗，用屏风遮挡患者	2		
	协助患者取舒适体位	2		
	协助患者脱裤子并盖在近侧腿上，两腿分开，并将被子和浴巾盖在近侧腿上	4		
	铺一次性治疗巾在患者臀下	1		
	正确打开一次性导尿包，确保无污染，正确戴检查手套	5		
	依次消毒阴囊及阴茎，消毒尿道口、龟头、冠状沟	5		
	打开一次性导尿包内包布	3		
	正确戴无菌手套	5		
	正确铺洞巾，检查导尿管是否通畅	5		
	连接导尿管和引流袋，润滑导尿管前端	3		
	再次以螺旋方式消毒尿道口	5		
	正确插入并固定导尿管	6		
	将标识贴于导尿管末端	3		
操作后	整理用物，各项用物进行消毒处理	5		
	记录患者尿液的颜色、性状、量	5		
综合评价	严格执行查对制度	6		
	严格执行无菌技术操作，无交叉污染	5		
提问	男性患者导尿操作的注意事项	5		
总分		100		

任务二　女性患者导尿操作流程及评分标准

【操作目标】

(一) 知识目标

(1) 熟悉导尿的概念。
(2) 掌握女性患者导尿的插管长度。
(3) 掌握女性患者导尿应采取的体位。

(二) 技能目标

掌握女性患者导尿的方法。

(三) 人文关怀

(1) 做好操作前的解释工作。
(2) 操作中动作轻柔,能用语言和非语言技巧与患者沟通交流。
(3) 操作后对患者及家属进行正确、全面的健康教育。

【操作准备】

(一) 评估患者准备

1. 治疗车上层放置　医嘱执行单、PDA、速干手消毒剂。

2. 治疗车下层放置　医疗垃圾桶、生活垃圾桶。

(二) 操作前准备

1. 治疗车上层放置　治疗盘:盘内置一次性导尿包、一次性治疗巾;治疗盘外置浴巾、治疗单、PDA、速干手消毒剂。

2. 治疗车下层放置　医疗垃圾桶、生活垃圾桶。

3. 其他　屏风,必要时备便盆、便盆巾。

【操作流程】

操作流程	操作步骤	要点说明	人文关怀	临床经验
评估,解释	评估环境(安静、整洁、舒适、安全);用两种以上方法核对患者信息	评估患者合作程度	告知患者导尿的目的、方法、注意事项及配合要点;评估患者会阴部皮肤情况及膀胱充盈度	导尿前给予患者会阴擦洗
用物准备	准备用物→洗手→戴口罩	检查一次性导尿包的名称、有效期以及外包装是否完好		
安置卧位	协助患者取仰卧位			

续表

操作流程	操作步骤	要点说明	人文关怀	临床经验
首次消毒	再次核对床头卡→用屏风遮挡患者,关窗→协助患者脱对侧裤子并盖在近侧腿上,两腿分开,将被子盖在对侧腿上→将浴巾盖在近侧腿上,铺一次性治疗巾在患者臀下→打开一次性导尿包→戴检查手套,消毒外阴	消毒顺序:阴阜→对侧大腿根部→近侧大腿根部→对侧大阴唇→近侧大阴唇→对侧小阴唇→近侧小阴唇→左手分开并上提小阴唇,消毒	注意患者保暖	将污染的弯盘弃于床尾
再次消毒	打开一次性导尿包内包布→戴无菌手套→铺洞巾→检查导尿管是否通畅→连接导尿管和引流袋→润滑导尿管前端→将弯盘放于患者会阴处→再次消毒会阴	消毒顺序:尿道口→对侧小阴唇→近侧小阴唇→尿道口;左手分开上提小阴唇直至成功插管后放开	注意患者保暖	将污染碘伏棉球弃于床尾弯盘内,避免再次污染会阴
插管,固定	右手持血管钳或用戴无菌手套的右手将导尿管插入尿道4~6 cm→见尿液流出后再插入1~2 cm→松开左手,将生理盐水注入气囊中以固定→将引流袋固定在床旁→将标识贴于导尿管末端→观察尿液的颜色、性状、量	第一次放尿量不超过1000 mL;如一次插管不成功,应立即拔出,更换导尿管后再次插入;女性患者插管长度为4~6 cm	插管前嘱患者放松,做深呼吸	插管前先确定尿道和阴道的位置
整理,记录	协助患者穿上裤子,取舒适卧位,开窗→收拾用物→告知患者注意事项→用速干手消毒剂喷手,推治疗车回治疗室→收拾用物(医疗垃圾、生活垃圾分类放置,由医院感染管理科统一回收、处理,用消毒液擦拭治疗车、治疗盘,将治疗盘反扣晾干备用)→洗手→脱口罩→记录尿液的颜色、性状、量	注意观察患者尿液的颜色、性状、量,必要时留取标本送检	指导患者若出现心慌、气促等不适症状则立即平卧,避免意外发生	

【注意事项】

(1) 严格执行无菌原则,防止尿路感染。

(2) 保护患者隐私,维护患者自尊,做好解释与沟通工作,遮挡操作环境并采取适当的措施防止患者着凉。

(3) 选择光滑且粗细适宜的导尿管,插管时动作要轻柔、准确,避免损伤尿道黏膜。

(4) 引流管应妥当放置,避免因扭曲、受压、堵塞等造成引流不畅。

【评分标准】

女性患者导尿操作评分标准

班级:　　　　　姓名:　　　　　主考教师:　　　　　考核日期:

项目	女性患者导尿	分值	扣分	扣分理由
仪表	仪表端庄,着装整洁	2		
沟通技巧	表情自然,语言亲切、流畅、通俗易懂,能完整体现护理要求	2		
评估,解释	评估环境	2		
	用两种以上方法核对患者信息	2		
	评估患者合作程度	2		
	评估患者膀胱充盈度和会阴部皮肤情况	2		
	解释、指导,取得患者的配合	2		
操作前准备	洗手,戴口罩	2		
	根据病情需要准备用物	2		
	检查各项用物是否完好	2		
操作过程	核对患者床号、姓名	3		
	关闭门窗,用屏风遮挡患者	2		
	协助患者取舒适体位	2		
	协助患者脱对侧裤子并盖在近侧腿上,被子盖在对侧腿上	3		
	将浴巾盖在近侧腿上,两腿分开	2		
	铺一次性治疗巾在患者臀下	2		
	正确打开一次性导尿包,确保无污染,正确戴检查手套	5		
	按顺序消毒外阴	5		
	打开一次性导尿包内包布	3		
	正确戴无菌手套	5		
	正确铺洞巾,检查导尿管是否通畅	5		
	连接导尿管和引流袋,润滑导尿管前端	3		
	按顺序再次消毒会阴	5		
	正确插入并固定导尿管	6		
	将标识贴于导尿管末端	3		
操作后	整理用物,各项用物进行消毒处理	5		
	记录患者尿液的颜色、性状、量	5		
综合评价	严格执行查对制度	6		
	严格执行无菌技术操作,无交叉污染	5		
提问	女性患者导尿操作的注意事项	5		
总分		100		

任务三 膀胱冲洗操作流程及评分标准

【操作目标】

(一) 知识目标

(1) 熟悉膀胱冲洗的概念。
(2) 掌握膀胱冲洗的目的。
(3) 掌握膀胱冲洗的注意事项。

(二) 技能目标

(1) 掌握膀胱冲洗的操作技术。
(2) 掌握膀胱冲洗常用的溶液。

(三) 人文关怀

(1) 做好操作前的解释工作。
(2) 操作中动作轻柔,能用语言和非语言技巧与患者沟通交流。
(3) 操作后对患者及家属进行正确、全面的健康教育。

【操作准备】

(一) 评估患者准备

1. 治疗车上层放置 医嘱执行单、PDA、速干手消毒剂。

2. 治疗车下层放置 医疗垃圾桶、生活垃圾桶。

(二) 操作前准备

1. 治疗车上层放置 治疗盘:盘内置碘伏、棉签、敷贴、输液器或膀胱冲洗器、冲洗液、输液瓶贴、排液瓶、检查手套、治疗巾;盘外置治疗单、PDA、速干手消毒剂。

2. 治疗车下层放置 医疗垃圾桶、生活垃圾桶、利器盒。

【操作流程】

操作流程	操作步骤	要点说明	人文关怀	临床经验
评估,解释	评估环境(安静、整洁、舒适、安全);用两种以上方法核对患者信息	检查患者导尿管通畅情况及尿液的颜色、性状、量;评估患者合作程度;准备输液架	告知患者膀胱冲洗目的、方法、注意事项及配合要点	
患者准备	协助患者上洗手间;协助患者取舒适体位	女性患者取截石位,双腿向两侧分开		
用物准备	准备用物(根据医嘱准备冲洗液);洗手,戴口罩	核对冲洗液瓶签(药名、浓度、剂量、有效期)→检查溶液质量,确认瓶盖无松动,瓶身无裂痕,溶液无变色、无浑浊、无絮状物、无沉淀→检查碘伏、棉签、输液器或膀胱冲洗器和手套质量		

续表

操作流程	操作步骤	要点说明	人文关怀	临床经验
操作方法一				
核对医嘱	核对并转抄医嘱于输液瓶贴上,将输液瓶贴贴在输液瓶上	将输液瓶贴倒贴在输液瓶上,输液瓶贴上应注明膀胱冲洗用		
准备冲洗液	打开瓶盖→常规消毒瓶口至瓶颈部→关闭输液器的调节器→打开包装→将输液器针头插入瓶塞至针头根部→核对无误后签名及记录时间			
初步排气	携用物至患者床旁→再次核对患者信息→将冲洗液挂于输液架内侧→将墨菲氏滴管倒置→将针头夹于另一手中→打开调节器,使液体流入滴管内→当滴管达到1/2~2/3满时,迅速倒转滴管,使液体缓缓下降,直至液体流入头皮针管内→关闭调节器→将输液管挂于输液架外侧	排气时注意执行无菌技术操作		为正在输液的患者进行膀胱冲洗时,应在膀胱冲洗的输液管上贴上红色标识,避免更换输液瓶时发生差错
夹闭尿管	戴上检查手套,将患者尿液放空后夹闭尿管			
消毒	用碘伏棉签消毒患者尿道口及以螺旋方式消毒导尿管	如果患者导尿管有结痂,一定要消毒干净		
核对,进针	再次核对患者信息→打开调节器→再次排气至有液体滴出→关闭调节器→取下护针帽→使针尖斜面向上,插入导尿管气囊端	排气时注意执行无菌技术操作		
固定针头	用预先准备好的敷贴将针柄固定在导尿管上			

续表

操作流程	操作步骤	要点说明	人文关怀	临床经验
调节滴速	根据医嘱调节冲洗液的滴速			
操作方法二				
核对医嘱	核对并转抄医嘱于输液卡上			
准备冲洗液	打开瓶盖→常规消毒瓶口至瓶颈部→抽吸冲洗液至冲洗器中	按照无菌原则抽吸冲洗液		
夹闭导尿管	戴上检查手套,将患者尿液放空后夹闭导尿管			
消毒	用碘伏棉签消毒患者尿道口及以螺旋方式消毒导尿管	如果患者导尿管有结痂,一定要消毒干净		
核对,冲洗	再次核对患者信息→将膀胱冲洗器和导尿管连接,缓慢推注冲洗液	按照无菌原则执行操作		
连接引流袋	取出新的引流袋与导尿管连接	引流袋上注明更换的日期和时间		
整理,记录	整理床单位,协助患者取舒适卧位→用速干手消毒剂喷手→推治疗车回治疗室,核对安瓿,收拾用物→洗手,脱口罩			

【注意事项】

(1)严格执行无菌技术操作和查对制度。
(2)根据医嘱调节冲洗液的滴速。

【评分标准】

膀胱冲洗操作评分标准

班级:　　　　姓名:　　　　主考教师:　　　　考核日期:

项　目	膀胱冲洗	分值	扣分	扣分理由
仪表	仪表端庄,着装整洁	3		
沟通技巧	表情自然,语言亲切、流畅、通俗易懂,能完整体现护理要求	2		

续表

项　目	膀　胱　冲　洗	分值	扣分	扣分理由
评估,解释	评估环境	2		
	评估患者合作程度	2		
	用两种以上方法核对患者信息	2		
	解释、指导,取得患者的配合	2		
操作前准备	洗手,戴口罩	3		
	根据病情需要准备用物	3		
	检查各项用物是否完好	3		
操作过程	核对患者床号、姓名	3		
	关闭门窗,用屏风遮挡患者	2		
	协助患者取适宜体位	3		
	将备好的冲洗液挂于输液架上,排尽空气,关闭调节器	5		
	戴检查手套	3		
	消毒导尿管的输入口,将针插入导尿管气囊端	5		
	用敷贴妥善固定	5		
	夹闭引流管	3		
	打开输液管调节器	3		
	按要求调节冲洗速度,使冲洗液流入膀胱内进行冲洗	4		
	夹闭导尿管,打开引流管	3		
	观察冲洗液流出的速度、色泽、浑浊度及患者反应。评估冲洗液入量和出量,以及患者膀胱有无憋胀感	5		
	冲洗完毕,关闭输液调节器,拔出针头,开放引流管	5		
	询问患者操作感受,告知注意事项	3		
操作后	协助患者取舒适体位,整理床单位和用物	5		
	记录患者冲洗液的颜色、性状、量	5		
综合评价	严格执行查对制度	6		
	严格执行无菌技术操作,无交叉污染	5		
提问	膀胱冲洗的注意事项	5		
总分		100		

任务四　腹膜透析换液操作流程及评分标准

【操作目标】

（一）知识目标

（1）掌握腹膜透析换液的目的。
（2）掌握腹膜透析换液的注意事项。

（二）技能目标

（1）掌握腹膜透析液的加温操作方法。

(2) 掌握腹膜透析换液的操作方法。

(三) 人文关怀

(1) 做好操作前的解释工作。

(2) 操作中动作轻柔,能用语言和非语言技巧与患者沟通交流。

(3) 操作后对患者及家属进行正确、全面的健康教育。

【操作准备】

(一) 评估患者准备

1. 治疗车上层放置 医嘱执行单、PDA、速干手消毒剂。

2. 治疗车下层放置 医疗垃圾桶、生活垃圾桶。

(二) 操作前准备

1. 治疗车上层放置 治疗盘:盘内置碘伏帽、腹膜透析蓝夹子(2个)、腹膜透析液;盘外置腹膜透析治疗单、PDA、速干手消毒剂、弹簧秤。

2. 治疗车下层放置 医疗垃圾桶、生活垃圾桶、盆。

【操作流程】

操作流程	操作步骤	要点说明	人文关怀
评估,解释	腹膜透析前30 min对房间进行消毒;评估环境(安静、整洁、舒适、安全),并注意保护患者隐私;用两种以上方法核对患者信息;查看患者腹膜透析出口情况	评估患者合作程度	告知患者换液的目的、注意事项及配合要点
用物准备	准备用物,洗手,戴口罩	检查腹膜透析液的包装、有效期、浓度、剂量	
加温腹膜透析液	连接恒温箱电源→打开开关→调节温度至37 ℃→放入腹膜透析液	腹膜透析液一次不能放入过多,以免造成腹膜透析液加热不均匀	
更换腹膜透析液	核对患者姓名、床号→协助患者取舒适体位→撕去外包装→取出腹膜透析液→测试腹膜透析液温度,检查其质量→置腹膜透析液于挂有弹簧秤的输液架上→连接外接短管→冲管→使用腹膜透析蓝夹子关闭灌液端管路→将废液袋放入盆中→打开短管开关→引流出留腹的腹膜透析液→引流结束后用腹膜透析蓝夹子关闭引流端管路→观察腹膜透析液的颜色、性状及量→打开灌液端腹膜透析蓝夹子,根据医嘱灌入腹膜透析液→关闭外接短管并夹闭灌液端→关闭腹膜透析短管开关→戴碘伏帽→将透析短管放入患者腹带中	腹膜透析过程中观察患者有无脱水情况;注意观察引流出的腹膜透析液颜色、性状并称重	引流腹膜透析液过程中指导患者变换体位
处理腹膜透析液	将腹膜透析液废液袋进行分类处理		按照一次性用物终末消毒处理原则进行处理,传染病患者使用的腹膜透析液废液袋按照传染病终末消毒处理原则进行处理

续表

操作流程	操作步骤	要点说明	人文关怀
整理,记录	整理床单位,协助患者取舒适体位→用速干手消毒剂喷手→推治疗车回治疗室→收拾用物(医疗垃圾、生活垃圾分类放置,由医院感染管理科统一回收、处理,用消毒液擦拭治疗车、治疗盘,将治疗盘反扣晾干备用)→洗手,脱口罩→记录	在腹膜透析治疗单上签名并记录	给患者讲解腹膜炎的症状及护理要点

【注意事项】

(1) 腹膜透析前 30 min 用紫外线灯或臭氧消毒机对房间进行消毒。

(2) 腹膜透析过程中严密观察引流出的腹膜透析液颜色、性状,定期送检进行细菌培养及药物敏感试验。

(3) 注意观察患者的体温变化及腹痛情况,如有异常应及时给予处理。

(4) 嘱腹膜透析患者选择优质高蛋白饮食,对于体重迅速增加、出现水肿及高血压的患者,需限制水钠的摄入量。

(5) 腹膜透析管的护理:每日腹膜透析前,需将导管及其皮肤出口处用碘伏消毒,并盖以敷料。同时,保持其清洁、干燥,如有潮湿,应立即更换。仔细观察腹膜透析管出口处有无渗血、漏液、红肿等,若出现上述情况,应做相应处理。患者如需淋浴,淋浴前可将腹膜透析管用塑料布妥善包扎,淋浴后将其周围皮肤轻轻拭干,再用碘伏消毒并重新包扎。不宜盆浴,以免引发腹膜炎。

【评分标准】

腹膜透析换液操作评分标准

班级:　　　　姓名:　　　　主考教师:　　　　考核日期:

项　目	腹膜透析换液	分值	扣分	扣分理由
仪表	仪表端庄,着装整洁	2		
沟通技巧	表情自然,语言亲切、流畅、通俗易懂,能完整体现护理要求	2		
评估,解释	消毒、评估环境	2		
	用两种以上方法核对患者信息	2		
	解释、指导,取得患者的配合	2		
	查看患者腹膜透析出口情况	2		
操作前准备	洗手,戴口罩	2		
	根据医嘱准备腹膜透析液	2		
	对腹膜透析液进行正确加热	3		
	检查各项用物是否完好	3		
操作过程	核对患者姓名、床号	3		
	协助患者取舒适体位	3		
	撕去外包装,取出腹膜透析液,测试腹膜透析液温度,检查其质量	3		
	置腹膜透析液于挂有弹簧秤的输液架上	4		
	连接外接短管,冲管	4		
	使用腹膜透析蓝夹子关闭灌液端管路,将废液袋放入盆中	4		
	打开短管开关,引流出留腹的腹膜透析液	4		

续表

项 目	腹膜透析换液	分值	扣分	扣分理由
操作过程	引流结束后用腹膜透析蓝夹子关闭引流端管路,观察腹膜透析液的颜色、性状及量	4		
	打开灌液端腹膜透析蓝夹子,根据医嘱灌入腹膜透析液	4		
	关闭外接短管并夹闭灌液端,关闭腹膜透析短管开关	4		
	戴碘伏帽,将腹膜透析短管放入患者腹带中	4		
操作后	在腹膜透析治疗单上签名并记录	3		
	整理用物	4		
	观察患者有无腹膜炎等不良反应	5		
综合评价	各项用物消毒处理方法正确	5		
	严格执行查对制度	5		
	严格执行无菌技术操作	5		
	无交叉污染	5		
提问	腹膜透析换液操作的注意事项及腹膜透析管的护理	5		
总分		100		

项目五　内分泌系统技能操作流程及评分标准

任务一　血糖监测操作流程及评分标准

【操作目标】

(一) 知识目标

(1) 掌握血糖监测的目的。

(2) 掌握血糖监测的部位。

(3) 掌握血糖监测的注意事项。

(二) 技能目标

(1) 掌握血糖监测的常用部位。

(2) 掌握血糖监测的方法。

(三) 人文关怀

(1) 做好操作前的解释工作。

(2) 操作中动作轻柔,能用语言和非语言技巧与患者沟通交流。

(3) 操作后对患者及家属进行正确、全面的健康教育。

【操作准备】

(一) 评估患者准备

1. 治疗车上层放置　医嘱执行单、PDA、速干手消毒剂。

2. 治疗车下层放置　医疗垃圾桶、生活垃圾桶。

(二) 操作前准备

1. 治疗车上层放置　治疗盘:盘内置血糖仪、采血针、血糖试纸、酒精、棉签、一次性治疗巾;盘外置血糖监测表、PDA、速干手消毒剂。

2. 治疗车下层放置　医疗垃圾桶、生活垃圾桶、利器盒。

【操作流程】

操作流程	操作步骤	要点说明	人文关怀	临床经验
评估，解释	评估环境（安静、整洁、舒适、安全）；用两种以上方法核对患者信息	评估患者合作程度；查看患者手指皮肤情况	告知患者血糖监测的目的、方法、注意事项及配合要点	近年来，血糖监测领域有了一项新技术，即动态血糖监测。它能在日常生活状态下持续、动态地监测血糖变化，并自动记录血糖数据，每3 min记录一次，一般检测72 h内的动态血糖变化，能绘制出精确的每日血糖变化曲线，并在曲线上标有饮食、运动等事件。这张全面、详细、完整的血糖图谱为临床的及时诊断和合理治疗提供了重要线索
患者准备	协助患者上洗手间、取舒适体位			
用物准备	准备用物（根据医嘱准备药液），洗手，戴口罩	检查棉签的包装、有效期、质量，检查血糖仪性能以及血糖试纸的包装、有效期		
核对，解释	再次核对患者信息，协助患者取舒适体位，在准备测血糖的患者手下垫一次性治疗巾			
调节机器	开机，准备好血糖试纸，并确认血糖试纸的编号与血糖仪设置的编号一致			
采血，测试	用酒精消毒预测手指的指腹→手指向上直立待干→左手捏住患者预测手指指腹两侧，右手用采血针快速扎针→将血糖试纸插入血糖仪中→将血糖试纸吸附垫与血液充分接触，直至血糖试纸测试区完全变成红色→等待测试结果→使用棉签按压测试点直至无出血	确认患者手指酒精已干后实施采血；滴血量需确保血糖试纸测试区完全变成红色	指导患者穿刺后按压棉签1~2 min	
整理，记录	整理床单位，协助患者取舒适卧位→用速干手消毒剂喷手→推治疗车回治疗室→收拾用物（医疗垃圾、生活垃圾分类放置，由医院感染管理科统一回收、处理，用消毒液擦拭治疗车、治疗盘，将治疗盘反扣晾干备用）→洗手，脱口罩→记录	将测试结果记录在化验条码上或血糖监测表上	告知患者监测的结果；对于需要长期监测血糖的患者，可以教会其血糖监测的方法	

【注意事项】

(1) 严格执行查对制度及无菌技术操作。
(2) 测血糖前,确认血糖仪设置的编号与血糖试纸的编号一致。
(3) 避免血糖试纸受到污染。
(4) 注意护理安全,预防采血针刺伤等院内感染的发生。

【评分标准】

血糖监测操作评分标准

班级:　　　　姓名:　　　　主考教师:　　　　考核日期:

项目	血 糖 监 测	分值	扣分	扣分理由
仪表	仪表端庄,着装整洁	3		
沟通技巧	表情自然,语言亲切、流畅、通俗易懂,能完整体现护理要求	2		
评估,解释	评估环境	3		
	用两种以上方法核对患者信息	3		
	询问、了解患者身体状况	2		
	解释、指导,取得患者的配合	3		
	查看患者手指皮肤情况	2		
操作前准备	洗手,戴口罩	3		
	核对化验条码或医嘱,检查血糖仪性能	3		
	检查各项用物是否完好	3		
操作过程	核对患者姓名、床号	3		
	协助患者取舒适体位	3		
	在准备测血糖的手下垫一次性治疗巾	3		
	准备好血糖试纸	5		
	使用酒精消毒患者预测手指,待干后采血,轻轻挤出血液	6		
	将血糖试纸吸附垫与血液充分接触,确保血糖试纸测试区完全变成红色	6		
	使用棉签按压测试点至无出血	5		
	等待血糖仪显示测试结果	5		
操作后	将测试结果记录在化验条码上或血糖监测表上	3		
	整理用物	5		
综合评价	各项用物消毒处理方法正确	6		
	严格执行查对制度	6		
	严格执行无菌技术操作	6		
	无交叉污染	6		
提问	血糖监测操作的注意事项	5		
总分		100		

任务二　微量注射泵使用操作流程及评分标准

【操作目标】

（一）知识目标

（1）掌握使用微量注射泵的目的。

（2）掌握使用微量注射泵的注意事项。

（二）技能目标

（1）掌握使用微量注射泵的方法。

（2）掌握微量注射泵故障的处理方法。

（三）人文关怀

（1）做好操作前的解释工作。

（2）操作中动作轻柔,能用语言和非语言技巧与患者沟通交流。

（3）操作后对患者及家属进行正确、全面的健康教育。

【操作准备】

（一）评估患者准备

1. 治疗车上层放置　医嘱执行单、PDA、速干手消毒剂。

2. 治疗车下层放置　医疗垃圾桶、生活垃圾桶。

（二）操作前准备

1. 治疗车上层放置　治疗盘:盘内置配置好的药液、延长管、碘伏、棉签、敷贴;盘外置治疗单、微量注射泵、PDA、速干手消毒剂。

2. 治疗车下层放置　医疗垃圾桶、生活垃圾桶、利器盒。

【操作流程】

操作流程	操作步骤	要点说明	人文关怀	临床经验
评估,解释	评估环境（安静、整洁、舒适、安全）；用两种以上方法核对患者信息；解释、指导,取得患者的配合	评估患者合作程度；评估患者血管情况	告知患者及家属使用微量注射泵的目的、注意事项及配合要点	
患者准备	协助患者上洗手间；协助患者取舒适体位；将输液架移到患者床旁			
用物准备	准备用物（根据医嘱准备药液）；检查微量注射泵的功能状态是否良好；洗手,戴口罩	检查棉签及延长管的包装、有效期、质量（确保无漏气现象）；检查微量注射泵性能是否正常		

续表

操作流程	操作步骤	要点说明	人文关怀	临床经验
核对,解释	再次核对患者床号、姓名等；协助患者取舒适体位			
调节机器	将微量注射泵固定于输液架上→连接电源→打开微量注射泵开关→检查微量注射泵是否处于功能状态			
泵入液体	将延长管与注射器连接→排气→正确安装注射器于微量注射泵上→按密闭式静脉输液法进行静脉穿刺→固定针柄→开机→根据医嘱调节药物泵入速度→签字并记录泵入时间	泵入避光药物时选择避光延长管	泵入过程中严禁患者及家属自行调节泵入速度	
整理,记录	整理床单位,协助患者取舒适卧位→使用速干手消毒喷手→推治疗车回治疗室→收拾用物(医疗垃圾、生活垃圾分类放置,由医院感染管理科统一回收、处理,用消毒液擦拭治疗车、治疗盘,将治疗盘反扣晾干备用)→洗手,脱口罩→记录	加强巡视,随时查看微量注射泵工作状态、输液部位状况、药物疗效及患者是否出现不良反应		报警分类及处理方法:压力报警时,需检查整个输液通路;药物泵入完毕报警时,需及时更换药液或结束泵入;电池电量报警时,需检查电源或更换蓄电池

【注意事项】

(1) 掌握微量注射泵的使用方法及各种报警的处理方法。
(2) 确保微量注射泵始终处于充电状态。
(3) 定期进行微量注射泵的保养及精确性测试,以防机器故障导致护理及医疗隐患。

【评分标准】

微量注射泵使用操作评分标准

班级：　　　　　　姓名：　　　　　　主考教师：　　　　　　考核日期：

项　目	微量注射泵使用	分值	扣分	扣分理由
仪表	仪表端庄,着装整洁	3		
沟通技巧	表情自然,语言亲切、流畅、通俗易懂,能完整体现护理要求	2		

续表

项目	微量注射泵使用	分值	扣分	扣分理由
评估,解释	评估环境	1		
	用两种以上方法核对患者信息	2		
	解释、指导,取得患者的配合	2		
	评估患者血管情况	2		
操作前准备	协助患者上洗手间	1		
	协助患者取舒适体位	2		
	将输液架移到患者床旁	2		
	准备用物(根据医嘱准备药液)	5		
	检查微量注射泵的功能状态	3		
	洗手,戴口罩	2		
操作过程	再次核对患者姓名、床号	3		
	协助患者取舒适体位	3		
	将微量注射泵固定于输液架上	3		
	连接电源,打开微量注射泵开关,检查微量注射泵是否处于功能状态	5		
	将延长管与注射器连接并排气	6		
	正确安装注射器于微量注射泵上	6		
	按密闭式静脉输液法进行静脉穿刺并妥善固定针柄	5		
	开机,按医嘱调节药物泵入速度,签字并记录泵入时间	5		
操作后	整理用物,洗手,脱口罩	3		
	记录	5		
综合评价	各项用物消毒处理方法正确	6		
	严格执行查对制度	6		
	严格执行无菌技术操作	6		
	无交叉污染	6		
提问	微量注射泵报警类型及处理方法	5		
总分		100		

任务三 胰岛素注射笔使用操作流程及评分标准

【操作目标】

(一)知识目标

(1)掌握使用胰岛素注射笔的目的。
(2)掌握使用胰岛素注射笔的注意事项。

(二)技能目标

(1)掌握胰岛素注射笔笔芯及针头的更换方法。
(2)掌握使用胰岛素注射笔的方法。
(3)掌握胰岛素注射笔笔芯的储存方法。

(三) 人文关怀

(1) 做好操作前的解释工作。

(2) 操作中动作轻柔,能用语言和非语言技巧与患者沟通交流。

(3) 操作后对患者及家属进行正确、全面的健康教育。

【操作准备】

(一) 评估患者准备

1. 治疗车上层放置 医嘱执行单、PDA、速干手消毒剂。

2. 治疗车下层放置 医疗垃圾桶、生活垃圾桶。

(二) 操作前准备

1. 治疗车上层放置 治疗盘:盘内置酒精、棉签、胰岛素注射笔、针头;盘外置治疗单、PDA、速干手消毒剂。

2. 治疗车下层放置 医疗垃圾桶、生活垃圾桶。

【操作流程】

操作流程	操作步骤	要点说明	人文关怀	临床经验
评估,解释	评估环境(安静、整洁、舒适、安全);用两种以上方法核对患者信息	评估患者合作程度	告知患者胰岛素注射笔使用的目的、方法、注意事项及配合要点	
患者准备	协助患者上洗手间;根据病情及注射部位协助患者取舒适体位			
用物准备	准备用物;洗手,戴口罩	检查棉签的包装、有效期、质量		注射前 15 min,从冰箱中取出胰岛素注射笔
放置笔芯	根据医嘱准备胰岛素→将胰岛素笔芯放在手掌中滚搓或上下摇动,使其呈均匀的白色雾状混悬液→将胰岛素笔芯植入胰岛素注射笔中	查对胰岛素剂型、剂量、有效期;放置胰岛素笔芯时,确保有橡皮塞的一端朝向笔的开端		使用中效或预混胰岛素时需摇匀
安装针头	检查针头的有效期→撕开外包装→检查针头是否弯曲、带钩→消毒胰岛素笔芯下端的橡皮塞→安装针头→排气	排气时,先调节旋转按钮2个单位进行排气,直至针尖处有胰岛素溢出		
核对,评估	再次核对患者床号、姓名等信息,评估患者穿刺部位皮肤情况(确保皮肤完整,无硬结、感染)	注射部位可选择上臂外侧1/4处、腹部、大腿外侧、臀部		首选腹部作为注射部位,应在肚脐两侧旁开3~4指宽度的距离外注射,且每次注射需更换位置。对于较瘦的患者,注射时需将腹部皮肤捏起;选择大腿外侧注射时,需捏起注射部位的肌肉

续表

操作流程	操作步骤	要点说明	人文关怀	临床经验
体位选择	根据注射部位协助患者取舒适体位			
注射按压	消毒注射部位→上下摇动胰岛素注射笔→遵医嘱调节胰岛素剂量→以45°~90°角进针→按压胰岛素注射笔进行注射→注射完毕后继续按压胰岛素注射笔按键6 s以上→解除按压后,使针头在皮肤内停留10 s→拔针→使用棉签按压→嘱患者15~30 min后进食	消毒直径应大于6 cm	指导患者按压注射部位3 min	注射胰岛素前,务必准备好食物,并在注射完成15~30 min后进食
整理,记录	整理床单位,协助患者取舒适卧位→使用速干手消毒剂喷手→推治疗车回治疗室→收拾用物(医疗垃圾、生活垃圾分类放置,由医院感染管理科统一回收、处理,用消毒液擦拭治疗车、治疗盘,将治疗盘反扣晾干备用)→洗手,脱口罩	在治疗单上签名并记录	告知患者低血糖的症状,并注意观察患者有无低血糖反应	

【注意事项】

(1) 注射的针头一用一换。

(2) 注意观察患者有无头昏、心慌、冷汗、手抖等低血糖反应,一旦发现,应立即进行处理。对于使用胰岛素的患者,应嘱其随身携带记录病情、胰岛素使用情况、家庭住址、联系人姓名及电话的卡片,以便在发生低血糖时能及时联系并进行抢救。

(3) 正确选择注射部位,并留意注射部位是否出现皮肤发红、皮下结节和皮下脂肪萎缩等局部反应。因此,应经常更换注射部位。

(4) 未开启的胰岛素笔芯应储存在2~8 ℃的冰箱中;而开启后的胰岛素笔芯不宜再放入冰箱中储存,应放在25 ℃左右的室温下保存,且保存时间一般不超过四周。

【评分标准】

胰岛素注射笔使用操作评分标准

班级:　　　　　姓名:　　　　　主考教师:　　　　　考核日期:

项目		胰岛素注射笔使用	分值	扣分	扣分理由
仪表	仪表端庄,着装整洁		2		
沟通技巧	表情自然,语言亲切、流畅、通俗易懂,能完整体现护理要求		2		

续表

项 目	胰岛素注射笔使用	分值	扣分	扣分理由
评估,解释	评估环境	2		
	正确核对患者信息	2		
	解释、指导,取得患者的配合	2		
	查看患者注射部位皮肤情况,选择合适的注射部位	2		
操作前准备	洗手,戴口罩	3		
	根据医嘱准备好胰岛素,并正确安装针头	5		
	正确排气	3		
	检查各项用物是否完好	3		
操作过程	核对患者姓名、床号	3		
	协助患者取舒适体位	3		
	消毒注射部位	3		
	上下摇动胰岛素注射笔以确保均匀	5		
	遵医嘱调节胰岛素剂量	5		
	正确注射胰岛素	10		
	正确按压注射部位	3		
	嘱患者按时进食	5		
操作后	在治疗单上签名并记录	3		
	整理用物	4		
	观察患者有无低血糖反应	5		
综合评价	各项用物消毒处理方法正确	5		
	严格执行查对制度	5		
	严格执行无菌技术操作	5		
	无交叉污染	5		
提问	胰岛素注射笔使用操作的注意事项	5		
总分		100		

项目六　神经系统技能操作流程及评分标准

任务一　降温毯使用操作流程及评分标准

【操作目标】

(一) 知识目标

(1) 掌握降温毯降温的原理。

(2) 掌握降温毯降温的适应证。

(3) 掌握使用降温毯的注意事项。

(二) 技能目标

掌握降温毯的使用方法。

(三) 人文关怀

(1) 做好操作前的解释工作。

(2) 操作中动作轻柔,能用语言和非语言技巧与患者沟通交流。

(3) 操作后对患者及家属进行正确、全面的健康教育。

【操作准备】

(一) 评估患者准备

1. 治疗车上层放置　医嘱执行单、PDA、速干手消毒剂。

2. 治疗车下层放置　医疗垃圾桶、生活垃圾桶。

(二) 操作前准备

1. 治疗车上层放置　降温毯、保护套、温度传感器、体温计、中单、治疗单、PDA、速干手消毒剂。

2. 治疗车下层放置　医疗垃圾桶、生活垃圾桶、插线板。

3. 其他　降温毯主机。

【操作流程】

操作流程	操作步骤	要点说明	人文关怀	临床经验
患者准备	用两种以上方法核对患者信息→测量体温→评估患者病情及合作程度	注意观察患者的生命体征、意识状态,评估患者是否适用降温毯进行降温	向患者及家属解释操作目的及注意事项,取得患者及家属的配合	
用物准备	确保用物准备符合操作要求,检查降温毯的性能			

续表

操作流程	操作步骤	要点说明	人文关怀	临床经验
环境准备	环境安静、整洁、舒适、安全			
护士准备	洗手,戴口罩			
核对信息	核对医嘱→再次核对患者信息			
调试降温毯	连接电源→灌蒸馏水至主机显示的水位线→套好降温毯的保护套→连接降温毯的管道→按下开机键→设置所需的工作程序→按"确定"键→检查主机有无漏水及运转是否正常			将降温毯放置在床边或其他方便的地方,四个侧面应与墙壁或其他物体至少保持10 cm,保证通风良好
放置降温毯	协助患者取平卧位→帮助患者翻身→置降温毯于患者背部→垫中单于降温毯上			使用时将降温毯铺于患者肩部到臀部,不要触及颈部,以免因副交感神经兴奋而引起心跳过缓
开机,校对	擦干患者腋下汗液→将温度传感器置于患者腋窝→协助患者夹紧温度传感器→打开主机→待循环稳定后,将体温计所测体温与温度传感器所测体温通过体温微调进行校对	温度传感器需紧贴皮肤,不定时检查温度传感器是否脱落或移位		
观察,指导	观察降温毯运行情况→检查降温毯是否漏水→监测患者生命体征,如有异常,立即报告医生进行处理→向患者及家属进行健康教育	每30 min测量1次体温,注意观察患者生命体征	注意询问及观察患者肢体末梢循环情况及意识状态	
整理,记录	整理床单位→协助患者取舒适体位→关机时先关电源开关,再取下温度传感器→推治疗车回治疗室,收拾用物→洗手→脱口罩→记录降温毯使用时间、效果及患者反应	降温毯使用完后,先将水排尽,再对降温毯、保护套、温度传感器进行清洁与消毒		

【注意事项】

(1) 定时检查降温毯主机水位,查看有无漏水现象,水位低于下限时应及时加水。

(2) 密切观察患者情况,如出现呼吸、脉搏加快,血压下降,寒战,面色苍白,四肢厥冷,皮肤青紫等症状,应立即停止使用。

(3) 同时使用冰帽时,耳后及后颈部应垫上毛巾,以防发生冻伤。

(4) 在清醒患者足底置热水袋,以减轻脑组织充血,同时促进身体散热,增加患者舒适感。

(5) 由于降温毯通常置于患者的躯干、背部、臀部,这些部位血液循环相对较差,故应每2 h为患者翻身1次,同时保持患者皮肤清洁、干燥,防止压疮的发生。

(6) 对于降温患者,应做好肢体的保暖工作。降温结束后,应让体温自然恢复,对于不能自然恢复体温的患者,应加盖棉被、使用温水袋等。

【评分标准】

降温毯使用操作评分标准

班级：　　　　　姓名：　　　　　主考教师：　　　　　考核日期：

项　目	降温毯使用	分值	扣分	扣分理由
仪表	仪表端庄,着装整洁	3		
沟通技巧	表情自然,语言亲切、流畅、通俗易懂,能完整体现护理要求	2		
患者准备	用两种以上方法核对患者信息	2		
	测量体温,评估患者病情及合作程度	3		
	向患者及家属解释操作目的及注意事项,取得患者及家属的配合	2		
操作前准备	洗手,戴口罩	2		
	根据医嘱准备用物,确保备齐并放置合理	2		
	检查降温毯的性能	3		
操作过程	连接电源,灌蒸馏水至主机显示的水位线	4		
	套好降温毯的保护套,连接降温毯的管道,按下开机键	4		
	设置所需的工作程序,按"确定"键,检查主机有无漏水及运转是否正常	5		
	协助患者取平卧位,帮助患者翻身,置降温毯于患者背部,垫中单于降温毯上	5		
	擦干患者腋下汗液,将温度传感器置于患者腋窝,协助患者夹紧温度传感器	6		
	打开主机,待循环稳定后,将体温计所测体温与温度传感器所测体温通过体温微调进行校对	15		
	观察降温毯运行情况,检查降温毯是否漏水	4		
	监测患者生命体征,如有异常,立即报告医生进行处理	4		
操作后	整理床单位,协助患者取舒适体位	3		
	关机时先关电源开关,再取下温度传感器	4		
	推治疗车回治疗室,收拾用物,洗手,脱口罩	3		
	记录降温毯使用时间、效果及患者反应	3		
	指导患者关于物理降温的注意事项	3		
评价	严格执行查对制度	5		
	严格执行无菌技术操作	5		
	无交叉污染	3		
提问	降温毯使用操作的注意事项	5		
总分		100		

任务二　腰椎穿刺术配合操作流程及评分标准

【操作目标】

（一）知识目标

(1) 掌握腰椎穿刺术的目的。

(2) 掌握腰椎穿刺术的注意事项。

(二) 技能目标

(1) 掌握腰椎穿刺术的术中配合方法。

(2) 掌握腰椎穿刺术的术后护理方法。

(三) 人文关怀

(1) 做好操作前的解释工作。

(2) 操作中动作轻柔，能用语言和非语言技巧与患者沟通交流。

(3) 操作后对患者及家属进行正确、全面的健康教育。

【操作准备】

(一) 评估患者准备

1. 治疗车上层放置　医嘱执行单、PDA、速干手消毒剂。

2. 治疗车下层放置　医疗垃圾桶、生活垃圾桶。

(二) 操作前准备

1. 治疗车上层放置　治疗盘：盘内置腰椎穿刺包、无菌手套、无菌注射器、胶布、2%利多卡因、无菌试管或培养瓶；盘外置治疗单、PDA、速干手消毒剂。

2. 治疗车下层放置　医疗垃圾桶、生活垃圾桶、利器盒。

【操作流程】

操作流程	操作步骤	要点说明	人文关怀
评估，解释	评估环境（安静、整洁、舒适、安全），关闭门窗，消毒房间并调节室内温、湿度		告知患者腰椎穿刺的目的、注意事项及配合要点； 安慰患者，缓解其紧张情绪
用物准备	准备用物； 洗手，戴口罩	检查腰椎穿刺包、无菌手套、无菌注射器的外包装及有效期； 检查利多卡因的有效期、浓度、剂量	
患者准备	用两种以上方法核对患者信息； 评估患者穿刺部位皮肤情况； 协助患者取侧卧位，使其背部与床面垂直，头向前胸部屈曲，两手抱膝紧贴腹部，使躯干呈弓形	评估患者合作程度	对不能自主采取该体位的患者，护士在术者对面用一手抱住患者头部，另一手挽住其双下肢腘窝处并用力抱紧，使其脊柱尽量后凸以增宽椎间隙，便于进针

续表

操作流程	操作步骤	要点说明	人文关怀
穿刺配合	打开腰椎穿刺包→确定穿刺点(医生)→常规消毒皮肤→戴无菌手套(医生)→铺洞巾(医生)→消毒2%利多卡因安瓿瓶颈后掰开→抽吸利多卡因(医生)→局部浸润麻醉(医生)→用左手固定穿刺点皮肤,右手持穿刺针以垂直背部的方向缓慢刺入(医生)→当针头穿过韧带与硬脊膜时,可感到阻力突然消失并有落空感(医生)→缓慢抽出针芯(医生)→遵医嘱留取脑脊液→医生拔出穿刺针的同时,配合者用消毒纱布加压按压穿刺处→用胶布固定	以髂后上棘连线与后正中线的交会处为穿刺点,一般取第3~4腰椎棘突间隙,有时也可在上一或下一腰椎间隙进行;成人进针深度为4~6 cm,儿童为2~4 cm	术中注意观察患者的面色、生命体征,如有异常,及时通知医生,并配合处理
术后护理	术后让患者去枕平卧4~6 h,以防引起术后低颅压性头痛		指导患者多饮水,以防低颅压性头痛;告知患者24 h内禁止淋浴
整理,记录	整理床单位,协助患者取舒适卧位→使用速干手消毒剂喷手→推治疗车回治疗室→收拾用物(医疗垃圾、生活垃圾分类放置,由医院感染管理科统一回收、处理,用消毒液擦拭治疗车、治疗盘,将治疗盘反扣晾干备用)→洗手,脱口罩→记录	在治疗单上签名并记录	观察穿刺点有无渗液、渗血,以及患者有无头痛等情况

【注意事项】

(1) 严格执行无菌原则。

(2) 术中注意观察患者的面色、生命体征,如有异常,及时通知医生,并配合处理。

(3) 术后让患者去枕平卧4~6 h,以防引起术后低颅压性头痛。

(4) 指导患者多饮水,以防低颅压性头痛;告知患者24 h内禁止淋浴。

【评分标准】

腰椎穿刺术配合操作评分标准

班级：　　　　姓名：　　　　主考教师：　　　　考核日期：

项　目	腰椎穿刺术配合	分值	扣分	扣分理由
仪表	仪表端庄,着装整洁	2		
沟通技巧	表情自然,语言亲切、流畅、通俗易懂,能完整体现护理要求	2		
评估,解释	评估环境,温、湿度适宜	3		
	用两种以上方法核对患者信息	2		
	解释、指导,取得患者的配合	2		

续表

项 目	腰椎穿刺术配合	分值	扣分	扣分理由
操作前准备	洗手,戴口罩	2		
	检查各项用物是否完好	3		
操作过程	再次核对患者姓名、床号	2		
	协助患者取正确体位	10		
	打开腰椎穿刺包	5		
	正确消毒皮肤	5		
	消毒2%利多卡因安瓿瓶颈后掰开	5		
	遵医嘱正确留取脑脊液	5		
	穿刺后用消毒纱布加压按压穿刺处,并用胶布固定	7		
操作后	指导患者去枕平卧4~6 h	5		
	在治疗单上签名并记录	5		
	整理用物	5		
	观察穿刺点有无渗液、渗血,以及患者有无头痛等情况	5		
综合评价	各项用物消毒处理方法正确	5		
	严格执行查对制度	5		
	严格执行无菌技术操作	5		
	无交叉污染	5		
提问	腰椎穿刺术配合操作的注意事项	5		
总分		100		

任务三 脑室引流操作流程及评分标准

【操作目标】

(一) 知识目标

(1) 熟悉脑室引流护理的概念。

(2) 掌握脑室引流护理的目的。

(3) 掌握脑室引流护理的注意事项。

(二) 技能目标

掌握脑室引流护理的方法。

(三) 人文关怀

(1) 做好操作前的解释工作。

(2) 操作中动作轻柔,能用语言和非语言技巧与患者沟通交流。

(3) 操作后对患者及家属进行正确、全面的健康教育。

【操作准备】

(一) 评估患者准备

1. 治疗车上层放置 医嘱执行单、PDA、速干手消毒剂。

2. 治疗车下层放置 医疗垃圾桶、生活垃圾桶。

(二) 操作前准备

1. 治疗车上层放置 治疗盘:盘内置皮尺、弯盘、碘伏、一次性无菌引流袋(或一次性无菌脑室引流装置)、换药盘、止血钳1把、一次性无菌治疗巾、无菌手套、无菌纱布;盘外置治疗单、PDA、速干手消毒剂。

2. 治疗车下层放置 医疗垃圾桶、生活垃圾桶。

【操作流程】

操作流程	操作步骤	要点说明	人文关怀	临床经验
评估,解释	评估环境(安静、整洁、舒适、安全)→用两种以上方法核对患者信息→观察患者引流管是否通畅		采用格拉斯哥昏迷评分评估患者意识状态,对于意识清醒的患者,与其进行有效沟通,以取得患者合作	
用物准备	准备用物→洗手→戴口罩→在治疗室内,按无菌原则打开换药盘,并将碘伏倒在换药盘内的棉球上	检查棉签、无菌纱布等时要注意检查包装、有效期、质量		
安置体位	携用物至患者床旁→再次核对患者床号、姓名→协助患者取合适体位		嘱患者保持头部不动	
更换导管	将一次性无菌治疗巾垫于患者引流管下方,以暴露引流管→用止血钳夹闭引流管近端适宜处→打开一次性无菌引流袋,并将其悬挂于已测量的高度(或与原高度一致),一般应高于脑平面10~20 cm,以维持正常颅内压→打开换药盘,置于一次性无菌治疗巾上→戴好无菌手套→取无菌纱布包裹住引流管的连接处,一手捏住引流管,另一手捏住一次性无菌引流袋自接口处分离→上提一次性无菌引流袋前段使液体流入一次性无菌引流袋内→取碘伏棉球以螺旋方式消毒引流管管口周围→使一次性无菌引流袋呈负压状态,与脑室引流管连接→松开止血钳→观察引流液是否引流通畅→撤去一次性无菌治疗巾,脱去无菌手套→在一次性无菌引流袋上写明更换的日期及时间→在脑室引流管末端贴上标识	止血钳夹闭引流管位置应在引流管口上方10 cm处;注意不能随意调动一次性无菌引流袋的高度;保持伤口敷料清洁、干燥,不可抓挠伤口;松开止血钳前先固定一次性无菌引流袋		脑室持续引流时间一般为3~7天。停止持续引流前,应将一次性无菌引流袋的液面提高到3.92~4.9 kPa对应的高度,然后将引流管夹闭,并持续观察24~48 h。若此期间患者病情无变化,则可拔除引流管。若持续引流1周后,患者仍有颅内压增高的情况,或引流管拔除存在困难,可继续引流1~2周。若拔除仍有困难,为了防止引流时间过久而引起颅内感染,应考虑行脑脊液分流术

续表

操作流程	操作步骤	要点说明	人文关怀	临床经验
整理,记录	收拾用物,整理床单位→告知患者注意事项→用速干手消毒剂喷手,推治疗车回治疗室→收拾用物(医疗垃圾、生活垃圾分类放置,由医院感染管理科统一回收、处理,用消毒液擦拭治疗车、治疗盘,将治疗盘反扣晾干备用)→洗手→脱口罩→记录患者引流液的颜色、性状、量	注意观察引流液的颜色、量、性状及引流速度	告知患者注意保持引流管的通畅,翻身时防止打折、弯曲、滑脱、受压; 保持敷料清洁、干燥,勿抓挠伤口; 头痛时及时呼叫	

【注意事项】

(1) 患者头枕一次性无菌治疗巾,更换一次性无菌引流袋时严格执行无菌技术操作。

(2) 搬动患者前先夹闭引流管,将患者稳定安置后再打开引流管。

(3) 对于有精神症状、意识障碍的患者,应当采取适当约束措施。

(4) 引流不畅时切勿挤压引流管,以防止逆行导致颅内感染;若引流管中有气体引出,需及时通知医生,防止引流管在敷料内脱出。

(5) 一旦引流管脱出,切勿将其插回脑室内,应用无菌敷料覆盖。

(6) 拔管前需先夹管 24~48 h,并观察患者有无头痛、呕吐等颅内高压症状。

【评分标准】

脑室引流操作评分标准

班级:　　　　　姓名:　　　　　主考教师:　　　　　考核日期:

项　目	脑　室　引　流	分值	扣分	扣分理由
仪表	仪表端庄,着装整洁	3		
沟通技巧	表情自然,语言亲切、流畅、通俗易懂,能完整体现护理要求	2		
评估,解释	评估环境	2		
	评估患者合作程度	2		
	解释、指导,取得患者的配合	2		
操作前准备	洗手,戴口罩	3		
	检查各项用物是否完好	2		
	在治疗室内准备好碘伏棉球	3		
操作过程	核对患者床号、姓名	3		
	协助患者取舒适体位	2		
	将一次性无菌治疗巾垫于患者引流管下方	2		
	用止血钳夹闭引流管近端适宜处	2		
	打开一次性无菌引流袋,将其挂于已测量的高度	5		
	打开换药盘,置于一次性无菌治疗巾上	5		
	戴好无菌手套	6		
	取无菌纱布包裹引流管的连接处,正确分离引流管	6		

续表

项　目	脑　室　引　流	分值	扣分	扣分理由
操作过程	上提一次性无菌引流袋,取碘伏棉球以螺旋方式消毒引流管管口周围	6		
	使一次性无菌引流袋呈负压状态,连接脑室引流管	5		
	松开止血钳,观察引流液是否引流通畅	5		
	撤去一次性无菌治疗巾,脱去无菌手套	5		
	在一次性无菌引流袋上注明更换的日期、时间	5		
操作后	整理用物,将各项用物进行消毒处理	5		
	记录患者引流液的颜色、性状、量	3		
综合评价	严格执行查对制度	6		
	严格执行无菌技术操作,无交叉污染	5		
提问	脑室引流操作的注意事项	5		
总分		100		

任务四　颅内压监测操作流程及评分标准

【操作目标】

（一）知识目标

（1）掌握监测颅内压的目的。

（2）掌握监测颅内压的注意事项。

（二）技能目标

掌握颅内压监测护理方法。

（三）人文关怀

（1）做好操作前的解释工作。

（2）操作中动作轻柔,能用语言和非语言技巧与患者沟通交流。

（3）操作后对患者及家属进行正确、全面的健康教育。

【操作准备】

（一）评估患者准备

1. 治疗车上层放置　医嘱执行单、PDA、速干手消毒剂。

2. 治疗车下层放置　医疗垃圾桶、生活垃圾桶。

（二）操作前准备

1. 治疗车上层放置　治疗盘:盘内置颅内压监测仪、无菌纱布,必要时备心电监护仪;盘外置治疗单、PDA、速干手消毒剂。

2. 治疗车下层放置　医疗垃圾桶、生活垃圾桶。

项目六 神经系统技能操作流程及评分标准

【操作流程】

操作流程	操作步骤	要点说明	人文关怀	临床经验
评估,解释	评估环境(病房安静、清洁舒适,避免噪音、强光刺激)→用两种以上方法核对患者信息→评估患者的意识状态及合作程度→评估患者病情、瞳孔、生命体征→评估患者头部伤口情况	躁动患者应约束其四肢	向患者及家属解释此操作的目的,以取得配合	
用物准备	检查颅内压监测仪的功能→洗手、戴口罩→携用物至患者床旁→再次核对并解释,同时关闭门窗			
安置体位	抬高床头 30°→协助患者取舒适体位	床头抬高 30°以促进颅内静脉回流,降低颅内压		
操作过程	置颅内压监测仪于患者床旁桌上→接上电源及缆线→打开主机上的开关,等待屏幕出现提示信息→将缆线与探头连接→查看是否为原参数→若是,按"MENU"键;若不是,按"↓"键,再按"MENU"键→上下调整至探头参数一致→按"MENU"键得颅内压值→按"MENU"键设置报警→设置报警上、下限值→手动调零→用无菌纱布包裹探头接头处→将缆线盘旋固定在患者头部→观察颅内压值,若出现颅内压异常报警,应立即通知医生处理	严格执行无菌技术操作;颅内压大于 25 mmHg 时,应及时通知医生处理	定时巡视,查看颅内压监测仪的运行是否正常,观察患者头部伤口敷料是否干燥及探头接头有无脱落	由于护理操作常规集中在右侧,建议将探头外露位置放在患者左侧,以减少护理中的误操作和保护机器不浸液

操作流程	操作步骤	要点说明	人文关怀	临床经验
整理，记录	收拾用物→整理床单位→告知患者或家属注意事项→用速干手消毒剂喷手，推治疗车回治疗室→收拾用物（医疗垃圾、生活垃圾分类放置，由医院感染管理科统一回收、处理，用消毒液擦拭治疗车、治疗盘，将治疗盘反扣晾干备用）→洗手→脱口罩→记录颅内压监测情况		向患者交代切勿用手抓挠头部，保持头部清洁、干燥；翻身时保护好缆线，避免脱落	

【注意事项】

（1）出现以下情况应立即通知医生：颅内压（ICP）＞20 mmHg（排除外界干扰因素）；ICP突然增加超过10 mmHg（排除外界干扰因素）；脑灌注压＜60 mmHg；颅内压监测导管移位、梗阻或脱落。

（2）当ICP＜5 mmHg时，注意观察是否存在引流过度的情况，可在医生允许下适当抬高引流管的高度，防止脑疝的形成。

（3）在观察ICP变化的同时，也要密切观察患者神志、瞳孔及生命体征变化。

【评分标准】

颅内压监测操作评分标准

班级：　　　　姓名：　　　　主考教师：　　　　考核日期：

项 目	颅内压监测	分值	扣分	扣分理由
仪表	仪表端庄，着装整洁	2		
沟通技巧	表情自然，语言亲切、流畅、通俗易懂，能完整体现护理要求	2		
评估，解释	评估环境	2		
	用两种以上方法核对患者信息	3		
	评估患者的意识状态及合作程度	3		
	评估患者病情、瞳孔、生命体征	3		
	评估患者头部伤口情况	3		
	解释、指导，取得配合	3		
用物准备	洗手，戴口罩	3		
	根据需要准备用物	5		
操作过程	再次核对患者床号、姓名并解释	3		
	关闭门窗	2		
	抬高床头30°，协助患者取舒适体位	3		
	置颅内压监测仪于患者床旁桌上	3		
	接上电源及缆线，打开主机上的开关	3		
	将缆线与探头连接	3		
	查看是否为原参数，若是，按"MENU"键；若不是，按"↓"键，再按"MENU"键	5		

续表

项 目	颅内压监测	分值	扣分	扣分理由
操作过程	上下调整至探头参数一致	5		
	按"MENU"键得颅内压值,再按"MENU"键设置报警,并设置报警上、下限值	5		
	手动调零	5		
	用无菌纱布包裹探头接头处	4		
	将缆线盘旋固定在患者头部,观察其颅内压值	4		
操作后	收拾用物,整理床单位	2		
	向患者或家属交代注意事项,用速干手消毒剂喷手	3		
	洗手,脱口罩	3		
	正确记录	3		
评价	严格执行查对制度	5		
	无交叉污染	5		
提问	颅内压监测操作的注意事项	5		
总分		100		

项目七　免疫系统技能操作流程及评分标准

任务一　血培养标本采集操作流程及评分标准

【操作目标】

(一)知识目标

(1)掌握采集血培养标本的目的。

(2)掌握采集血培养标本的注意事项。

(二)技能目标

(1)掌握采集血培养标本的方法。

(2)掌握同时抽取血培养瓶、抗凝管、干燥管等不同种类的血标本时的采集顺序。

(三)人文关怀

(1)做好操作前的解释工作。

(2)操作中动作轻柔,能用语言和非语言技巧与患者沟通交流。

(3)操作后对患者及家属进行正确、全面的健康教育。

【操作准备】

(一)评估患者准备

1. 治疗车上层放置　医嘱执行单、PDA、速干手消毒剂。

2. 治疗车下层放置　医疗垃圾桶、生活垃圾桶。

(二)操作前准备

1. 治疗车上层放置　治疗盘:盘内置碘伏、棉签、止血带、采血针1～2个、血培养瓶(需氧瓶、厌氧瓶)、血培养化验条形码、小垫枕、治疗巾;盘外置PDA、速干手消毒剂。

2. 治疗车下层放置　医疗垃圾桶、生活垃圾桶、利器盒。

【操作流程】

操作流程	操作步骤	要点说明	人文关怀	临床经验
核对,解释	核对医嘱→核对血培养化验条形码→将血培养化验条形码贴在血培养瓶上→用两种以上方法核对患者信息	评估患者意识状态、合作程度及血管情况	告知患者采集血培养标本的目的、方法、注意事项及配合要点	
患者准备	协助患者上洗手间; 协助患者取舒适体位			

续表

操作流程	操作步骤	要点说明	人文关怀	临床经验
用物准备	准备用物,洗手,戴口罩	检查棉签、采血针的有效期以及有无漏气现象;检查培养瓶的有效期,确保瓶身完整、无裂缝		如果病情持续或加重,临床上始终考虑或不能排除菌血症,且首次血培养48~72 h结果阴性,则建议隔1~2天重复进行1~2次血培养,但不建议进行4次或更多次血培养。在采集血培养标本前进行手卫生消毒,并且佩戴一次性手套或无菌手套。用75%酒精消毒血培养瓶顶部塑胶塞后自然干燥60 s。使用注射器采集血培养标本后勿换针头,直接注入血培养瓶,如果采血量充足,应先注入厌氧瓶,再注入需氧瓶;如果抽血量较少,应优先保证需氧瓶的血量达到8 mL,剩余的血液接种到厌氧瓶。使用蝶形针采血时,采集过程中应保持血培养瓶直立放置,位置低于患者手臂,并且先注入需氧瓶,再注入厌氧瓶。血培养标本注入血培养瓶后,立即轻轻上下颠倒混匀,以防血液凝固。穿刺采集第2套血培养标本时应更换蝶形针
再次核对	携用物至患者床旁→再次核对患者床号、姓名			
消毒皮肤	选择穿刺部位→在穿刺静脉肢体下垫治疗巾和小垫枕→嘱患者握拳,在穿刺点上方6 cm处系止血带→消毒穿刺部位皮肤2次→消毒血培养瓶瓶盖2次→准备棉签放于手上	消毒范围必须大于5 cm×5 cm,首次按照顺时针方向消毒,再次按照逆时针方向消毒;止血带的打结处应靠近操作者的右侧,以免跨越无菌区		
静脉穿刺	手持采血针,针尖斜面向上,与皮肤呈15°~30°角→自静脉上方或侧方刺入皮下→沿静脉走向滑行刺入静脉→见回血后,再顺静脉进针少许	必要时用夹板固定患者关节		
固定,采血	固定采血针针栓,将采血针尾端刺入血培养瓶→观察回血情况→达到所需血量后→自血培养瓶中拔出采血针→摇匀→松开止血带,嘱患者松拳→用棉签轻压穿刺点上方,快速拔针→嘱患者按压穿刺点至无出血	按压时间大于5 min	对于发热间歇期寒战患者,应在其寒战或发热时尽快采集血培养标本	
整理,记录	整理床单位,协助患者取舒适卧位→用速干手消毒剂喷手→推治疗车回治疗室→收拾用物(医疗垃圾、生活垃圾分类放置,由医院感染管理科统一回收、处理,用消毒液擦拭治疗车、治疗盘,将治疗盘反扣晾干备用)→洗手→脱口罩→签字		采血针应丢入利器盒内,防止刺伤	
及时送检	采集好的血培养标本应及时送到化验室进行检验		对于不能及时送检的血培养标本,室温保存应小于4 h	

【注意事项】

(1) 采集血培养标本时,应尽可能在使用抗菌药物前进行。对于发热间歇期寒战患者,应在其寒战或发热时尽快采集血培养标本。

(2) 需消毒穿刺部位皮肤2次,消毒范围必须大于 5 cm×5 cm,待消毒区域干燥后再进行穿刺操作;消毒血培养瓶瓶盖2次,待瓶盖干燥后方可注入血培养标本。

(3) 采集的血培养标本应先注入需氧瓶,再注入厌氧瓶,以便更好地分离出真菌、铜绿假单胞菌等。

(4) 采集后的血培养标本严禁放入冰箱保存。对于不能及时送检的血培养标本,室温保存应小于4 h。

(5) 为提高检验的阳性率,一般情况下应在24 h内采集3套血培养标本。对于亚急性心内膜炎患者,则需在2 h内采集3套血培养标本。

【评分标准】

血培养标本采集操作评分标准

班级:　　　姓名:　　　主考教师:　　　考核日期:

项　目	血培养标本采集	分值	扣分	扣分理由
仪表	仪表端庄,着装整洁	3		
沟通技巧	表情自然,语言亲切、流畅、通俗易懂,能完整体现护理要求	2		
评估,解释	评估环境	2		
	用两种以上方法核对患者信息	3		
	询问、了解患者身体状况	2		
	解释、指导,取得患者的配合	2		
	评估患者血管情况	3		
操作前准备	洗手,戴口罩	3		
	核对血培养化验条形码,在血培养瓶外贴好血培养化验条形码	3		
	检查各项用物是否完好	3		
操作过程	核对患者姓名、床号	3		
	确保患者体位舒适(平卧或端坐位)	2		
	选择穿刺部位,在穿刺静脉肢体下垫治疗巾和小垫枕	3		
	按无菌原则消毒皮肤及血培养瓶瓶盖	5		
	准备棉签	3		
	一次性穿刺成功	6		
	固定采血针针栓,将采血针尾端刺入血培养瓶,观察回血情况,达到所需血量后,拔出血培养瓶并摇匀	7		
	正确拔针及按压	3		
操作后	再次核对,签字	3		
	采集好的血培养标本应及时送检	5		
	整理用物	5		
综合评价	各项用物消毒处理方法正确	6		
	严格执行查对制度	6		
	严格执行无菌技术操作	6		
	无交叉污染	6		
提问	采集血培养标本的注意事项	5		
总分		100		

任务二　静脉输血操作流程及评分标准

【操作目标】

(一) 知识目标

(1) 掌握静脉输血的目的。
(2) 掌握血液制品的种类。
(3) 掌握静脉输血的适应证。
(4) 掌握静脉输血的禁忌证。
(5) 掌握静脉输血的注意事项。

(二) 技能目标

(1) 掌握静脉输血的方法。
(2) 掌握静脉输血前的准备技术。
(3) 掌握静脉输血常见问题的处理方法。
(4) 掌握静脉输血反应的处理措施。

(三) 人文关怀

(1) 做好操作前的解释工作。
(2) 操作中动作轻柔,能用语言和非语言技巧与患者沟通交流。
(3) 操作后对患者及家属进行正确、全面的健康教育。

【操作准备】

(一) 评估患者准备

1. 治疗车上层放置　医嘱执行单、PDA、速干手消毒剂。
2. 治疗车下层放置　医疗垃圾桶、生活垃圾桶。

(二) 操作前准备

1. 治疗车上层放置　治疗盘:盘内置碘伏、棉签、敷贴、止血带、输血器、针头、生理盐水、小垫枕、治疗巾;盘外置治疗单、弯盘、PDA、速干手消毒剂。
2. 治疗车下层放置　医疗垃圾桶、生活垃圾桶、利器盒、夹板或绷带(必要时备用)。

【操作流程】

操作流程	操作步骤	要点说明	人文关怀	临床经验
评估,解释	评估环境(安静、整洁、舒适、安全)→携医嘱执行单至患者床旁→用两种以上方法核对患者信息→评估患者合作程度→评估患者血管情况→准备输液架于穿刺侧		告知患者输血的目的、注意事项及配合要点	

续表

操作流程	操作步骤	要点说明	人文关怀	临床经验
用物准备，核对	准备用物→洗手→戴口罩；核对及检查：检查生理盐水瓶签（药名、浓度、剂量、有效期）→由两名护士共同核对血液制品信息→检查棉签、输血器等	血液制品自输血科取出后，运输过程中切勿剧烈震动，以防红细胞破坏引起溶血；库存血不得加温，以免血浆蛋白凝固变性，根据情况可在室温下放置15～20 min，放置时间不宜过长，避免引起污染		核对内容包括：患者姓名、科室、病房、床号、血型，献血者姓名、血液制品编号、血型，血液制品容量、采集日期、有效期；血液制品外观检查：标签完整性、供血单位、条形码、血袋完整性、有无明显凝块、血液颜色有无异常、有无溶血
输入液体	按密闭式静脉输液法穿刺固定后，输入少量生理盐水			
再次核对	两名护士再次进行"三查八对"，核对无误后，两名护士在交叉配血试验单上签名	三查：血液制品质量、血液制品有效期、输血装置是否完好；八对：床号、姓名、住院号、血袋号、血型、交叉配血试验结果、血液制品种类和剂量	呼唤患者姓名以确认受血者身份；对于昏迷、意识模糊或语言障碍患者，需要与其近亲属共同进行确认，或查看患者手腕上的标识	输血通道应为独立通道，不得加入其他药物一同输注；如需输注不同供血者的血液，应用生理盐水冲净输血器后，再输注另一袋血液
输注血液	轻轻摇匀血液后，打开血袋封口→将输血器针头从输液瓶上拔下，垂直插入血袋内→将血袋倒挂于输液架上			
调速，观察	输血开始时速度宜慢，15 min内不超过20滴/分钟，若患者无不良反应，可根据病情调至40～60滴/分钟→再次核对血型，观察患者病情变化，并注意有无输血反应		输血过程中严密观察患者有无输血反应	一旦出现异常情况，应立即减慢输血速度或停止输血，及时报告临床医生，并用生理盐水维持通道；若疑为溶血性输血反应，应立即停止输血，通知临床医生和输血科，在积极进行抢救治疗的同时，进行必要的核对、检查，保留输血器及血袋，封存送检
输血完毕	更换生理盐水继续输入，确保输血器内血液全部输入体内			

续表

操作流程	操作步骤	要点说明	人文关怀	临床经验
拔针，按压	输血完毕后，揭去针柄与针管处的输液贴，并对折贴于针管下段→关闭调节器→轻压穿刺点上方→迅速拔针→按压片刻至无出血	因输血针头较粗，拔针后需延长按压时间		
整理，记录	整理床单位，协助患者取舒适卧位→使用速干手消毒剂喷手→推治疗车回治疗室、核对血袋、收拾用物（医疗垃圾、生活垃圾分类放置，由医院感染管理科统一回收、处理，用消毒液擦拭治疗车、治疗盘，将治疗盘反扣晾干备用）→洗手→脱口罩→记录		输血结束后继续观察患者有无输血反应	输血结束后，认真检查静脉穿刺部位有无血肿或渗血现象，并做相应处理。若出现输血不良反应，应在处理不良反应的同时填写反应卡反馈给输血科，由输血科按照《临床输血技术规范》进行处理；若无不良反应，则将有关输血记录表、输血报告单、输血治疗同意书存入病历永久保存

【注意事项】

（1）严格执行查对制度，输血前须经两人核对无误后方可进行输血。

（2）根据输血申请单正确采集血液标本，禁止同时采集两个患者的血液标本，以避免发生差错。

（3）认真检查库存血质量，正常血液应分为两层，上层血浆呈淡黄色，下层血细胞呈暗红色，两者之间界限清晰，无凝块。若血浆变红，血细胞呈暗紫色，且两者界限不清，提示血液可能已溶血，则不能使用。

（4）输血前、后及输注两袋血液之间均须输入少量生理盐水。

（5）不可随意在输注的血液内加入其他药品，如钙剂、酸性或碱性药物、高渗或低渗溶液，以防血液变质。

（6）输血过程中应加强巡视，认真听取患者主诉，密切观察其有无输血反应。若发生严重反应，应立即停止输血，改用生理盐水维持静脉通路，同时更换输血器，并立即通知医生，保留余血及原输血器。

（7）输血结束后，应将血袋放入双层医疗垃圾袋中，并在垃圾袋外注明输血者姓名，送回输血科，至少保存1天。

【评分标准】

静脉输血操作评分标准

班级： 姓名： 主考教师： 考核日期：

项　　目	静　脉　输　血	分值	扣分	扣分理由
仪表	仪表端庄，着装整洁	3		
沟通技巧	表情自然，语言亲切、流畅、通俗易懂，能完整体现护理要求	2		

续表

项 目	静 脉 输 血	分值	扣分	扣分理由
评估,解释	评估环境	2		
	用两种以上方法核对患者信息	3		
	评估患者合作程度及血管情况	2		
	解释、指导,取得患者的配合	2		
	准备输液架	2		
操作前准备	洗手,戴口罩	3		
	根据病情需要准备用物	2		
	检查各项用物是否完好	2		
	输血器正确插入生理盐水中	3		
操作过程	正确核对患者姓名、床号	3		
	确保患者体位舒适(平卧或端坐位)	2		
	一次性排气成功,无气泡,原则上不排出液体	3		
	选择穿刺点,在穿刺静脉肢体下垫治疗巾和小垫枕	2		
	按无菌原则消毒皮肤	3		
	准备敷贴	2		
	再次排气,排出液体不超过5滴	5		
	一次性穿刺成功	6		
	按顺序固定针头	3		
	正确更换血袋	3		
	根据患者病情、年龄、输血反应情况正确调节滴速	4		
	输血过程中严密观察患者有无输血反应	3		
操作后	再次核对,签字	3		
	整理用物	3		
	输血完毕,更换生理盐水	3		
综合评价	用物消毒处理方法正确,血袋处置正确	3		
	严格执行查对制度	6		
	严格执行无菌技术操作	6		
	无交叉污染	6		
提问	静脉输血的注意事项或目的	5		
总分		100		

任务三 更换 PICC 贴膜操作流程及评分标准

【操作目标】

(一) 知识目标

(1) 掌握更换经外周静脉穿刺中心静脉置管(PICC)贴膜的目的。

(2) 掌握更换 PICC 贴膜的注意事项。

（二）技能目标

掌握更换 PICC 贴膜的方法及技巧。

（三）人文关怀

(1) 做好操作前的解释工作。
(2) 操作中动作轻柔，能用语言和非语言技巧与患者沟通交流。
(3) 操作后对患者及家属进行正确、全面的健康教育。

【操作准备】

（一）评估患者准备

1. 治疗车上层放置 医嘱执行单、PDA、速干手消毒剂。
2. 治疗车下层放置 医疗垃圾桶、生活垃圾桶。

（二）操作前准备

1. 治疗车上层放置 治疗盘：盘内置一次性 PICC 维护包、施乐扣 1 套、无菌治疗巾、碘伏、胶布、剪刀、卷尺、弯盘；盘外置速干手消毒剂。
2. 治疗车下层放置 医疗垃圾桶、生活垃圾桶、利器盒。

【操作流程】

操作流程	操作步骤	要点说明	人文关怀	临床经验
评估，解释	评估环境（安静、整洁、舒适、安全），调节室内温、湿度；用两种以上方法核对患者信息；查对 PICC 维护手册→了解导管刻度、穿刺点局部情况、臂围及上次维护时间→评估导管刻度及位置，评估穿刺点及周围皮肤情况，询问患者有无酒精过敏史→测量臂围，测量后与原资料核对	臂围测量位置：成人在肘关节上方 10 cm 处，儿童在肘关节上方 5 cm 处	告知患者更换 PICC 贴膜的目的、注意事项及配合要点，安慰患者，缓解其紧张情绪	PICC 的冲洗频率：输注两种有配伍禁忌的药物之间；使用输血器输血前、后；PICC 治疗间歇期至少每周维护 1 次。PICC 正压封管方法：正压推注封管液，一边推一边拔针头，推液速度应大于拔针速度。当体外导管被污染时，可用碘伏消毒，且必须待碘伏完全干后再覆盖敷料
用物准备	准备用物，洗手，戴口罩	检查一次性 PICC 维护包、施乐扣的外包装有无破损、潮湿、漏气，检查其有效期		
患者准备	再次核对患者信息，协助患者取平卧位	评估患者病情及合作程度		
正确揭膜	充分暴露换药部位→左手固定导管，右手揭取透明贴膜→检查导管刻度→打开一次性 PICC 维护包→嘱患者将手臂慢慢抬起，避免导管脱落→取无菌治疗巾铺于患者手臂下→分离并拆除施乐扣	沿外露导管尾端向穿刺点方向揭取贴膜；揭取贴膜时避免将体内导管带出体外；消毒穿刺点周围皮肤时，注意避开穿刺点和导管		
消毒擦拭	用酒精棉球由内向外对穿刺点周围皮肤进行消毒→擦拭残余胶布痕迹，直至局部皮肤彻底清洁→以穿刺点为中心，使用碘伏消毒皮肤 3 遍后待干	消毒穿刺点时需在穿刺点处稍作停留，消毒范围为穿刺点上、下直径约 20 cm 的区域，左、右至臂缘	消毒时询问患者穿刺点及局部感受，做好健康教育工作	

续表

操作流程	操作步骤	要点说明	人文关怀	临床经验
固定导管	将导管摆放在合适位置→用皮肤保护剂棉片擦拭皮肤→固定施乐扣	摆放导管时,注意其摆放位置及角度,避免打折和原位固定		
换膜,核对	以穿刺点为中心→以无张力方式粘贴透明贴膜→再次核对导管刻度			
固定胶布	取一条10 cm左右长的胶布→直行固定在透明贴膜边缘和皮肤交接处→取一条10 cm左右长的胶布→交叉固定导管→在透明贴膜包装内的胶布上记录导管的刻度、换膜时间、换膜人姓名→将该胶布贴于透明贴膜边缘处,保持三条胶布合一→用纱布包裹输液接头并妥善固定→撤去无菌治疗巾	记录导管刻度时需记录体内长度及外露刻度	告知患者及家属下次PICC维护的时间	
整理,记录	整理床单位,协助患者取舒适卧位→使用速干手消毒剂喷手→推治疗车回治疗室→收拾用物(医疗垃圾、生活垃圾分类放置,由医院感染管理科统一回收、处理,用消毒液擦拭治疗车、治疗盘,将治疗盘反扣晾干备用)→洗手,脱口罩→记录	在医嘱执行单上签名并记录		

【注意事项】

(1) 严格执行无菌技术操作。
(2) 臂围测量位置:成人在肘关节上方10 cm处,儿童在肘关节上方5 cm处。
(3) 揭取贴膜时,沿外露导管尾端向穿刺点方向揭取贴膜,避免将体内导管带出体外。
(4) 用酒精消毒穿刺点周围皮肤时,注意避开穿刺点和导管,以免引起疼痛和化学性静脉炎。
(5) 勿在消毒剂未干时贴透明贴膜,并以无张力方式粘贴透明贴膜,以免损伤导管及皮肤。

【评分标准】

更换PICC贴膜操作评分标准

班级:　　　　　姓名:　　　　　主考教师:　　　　　考核日期:

项 目	更换PICC贴膜	分值	扣分	扣分理由
仪表	仪表端庄,着装整洁	2		
沟通技巧	表情自然,语言亲切、流畅、通俗易懂,能完整体现护理要求	2		
评估,解释	评估环境,温、湿度适宜	2		
	用两种以上方法核对患者信息	2		
	解释、指导,取得患者的配合	2		

续表

项　目	更换 PICC 贴膜	分值	扣分	扣分理由
操作前准备	洗手,戴口罩	2		
	检查各项用物是否完好	2		
操作过程	核对患者姓名、床号	2		
	协助患者取平卧位	2		
	查对 PICC 维护手册:了解导管刻度、穿刺点局部情况、臂围及上次维护时间	5		
	评估导管刻度及位置,评估穿刺点及周围皮肤情况	3		
	询问患者有无酒精过敏史	2		
	测量臂围,测量后与原资料核对	3		
	充分暴露换药部位	2		
	左手固定导管,右手揭取贴膜	5		
	检查导管刻度	2		
	打开一次性 PICC 维护包并检查	2		
	嘱患者将手臂慢慢抬起,避免导管脱落	2		
	取无菌治疗巾铺于患者手臂下	2		
	分离并拆除施乐扣	2		
	正确用酒精棉球对穿刺点及周围皮肤进行消毒,擦拭残余胶布痕迹	5		
	将导管摆放在合适位置	3		
	用皮肤保护剂棉片擦拭皮肤	2		
	固定施乐扣	2		
	以穿刺点为中心,以无张力方式粘贴透明贴膜	5		
	再次核对导管刻度	2		
	正确粘贴胶布,并正确记录导管的刻度、换膜时间、换膜人姓名	5		
	用纱布包裹输液接头并妥善固定	3		
	撤去无菌治疗巾	2		
操作后	告知患者及家属下次 PICC 维护的时间	2		
	在医嘱执行单上签名并记录	2		
	整理用物	2		
综合评价	各项用物消毒处理方法正确	3		
	严格执行查对制度	3		
	严格执行无菌技术操作	3		
	无交叉污染	3		
提问	更换 PICC 贴膜操作的注意事项	5		
总分		100		

项目八　循环系统技能操作流程及评分标准

任务一　心导管检查术后护理操作流程及评分标准

【操作目标】

(一) 知识目标

(1) 掌握心导管检查术的目的。
(2) 掌握心导管检查术后的注意事项。
(3) 熟悉心导管检查术后的适应证及禁忌证。

(二) 技能目标

掌握心导管检查术后护理技术。

(三) 人文关怀

(1) 做好操作前的解释工作。
(2) 操作中动作轻柔,能用语言和非语言技巧与患者沟通交流。
(3) 操作后对患者及家属进行正确、全面的健康教育。

【操作准备】

(一) 评估患者准备

1. 治疗车上层放置　医嘱执行单、PDA、速干手消毒剂。

2. 治疗车下层放置　医疗垃圾桶、生活垃圾桶。

(二) 操作前准备

1. 治疗车上层放置　治疗单、PDA、速干手消毒剂、心电监护仪,必要时备激活全血凝固时间(ACT)监测仪及测ACT用物、拔鞘管用物。

2. 治疗车下层放置　医疗垃圾桶、生活垃圾桶。

【操作流程】

操作流程	操作步骤	要点说明	人文关怀	临床经验
评估,解释	评估环境(安静、整洁、舒适、安全)→用两种以上方法核对患者信息→评估患者的意识状态及合作程度→评估手术情况		术前向患者及家属解释手术的方法、意义、安全性及必要性,缓解患者焦虑及紧张情绪	

续表

操作流程	操作步骤	要点说明	人文关怀	临床经验
用物准备	检查心电监护仪的功能是否正常→洗手、戴口罩→携用物至患者床旁→再次核对并解释,关闭门窗	用物准备应在患者回病房前完成		
安置体位	穿刺股动脉时,需多人合作将患者移到床上		注意患者保暖	
操作过程	检查穿刺部位及远端血运情况→进行心电监护→按穿刺部位调整患者体位→用沙袋压迫患者股动脉(股静脉)→患者术肢制动→患者平卧24 h→嘱患者多饮水,以促进造影剂排泄	患者术肢需制动10～12 h	每4 h协助患者移动1次健侧肢体,避免骶尾部皮肤长期受压	对于股静脉穿刺者,用1 kg沙袋压迫股静脉4～6 h;股动脉穿刺者需用1 kg沙袋压迫股动脉6 h
整理,记录	收拾用物→整理床单位→告知患者或家属注意事项→用速干手消毒剂喷手,推治疗车回治疗室→收拾用物(医疗垃圾、生活垃圾分类放置,由医院感染管理科统一回收、处理,用消毒液擦拭治疗车、治疗盘,将治疗盘反扣晾干备用)→洗手→脱口罩→记录心电监护情况		交代患者伤口包扎时间、卧床时间及注意事项	

【注意事项】

(1) 术前指导患者穿着舒适的衣物,并排空膀胱。同时,对患者进行床上排尿的训练。

(2) 患者术后应避免摄入辛辣刺激性及易导致胀气的食物。

(3) 术后需注意检查患者足背动脉的搏动情况,并比较两侧肢端的颜色、温度、感觉及运动功能情况。

(4) 注意观察患者股动脉、股静脉穿刺点有无出血及血肿情况,一旦发现异常,应立即报告医生。

【评分标准】

心导管检查术后护理操作评分标准

班级:　　　　　姓名:　　　　　主考教师:　　　　　考核日期:

项　目	心导管检查术后护理操作	分值	扣分	扣分理由
仪表	仪表端庄,着装整洁	2		
沟通技巧	表情自然,语言亲切、流畅、通俗易懂,能完整体现护理要求	2		

续表

项目	心导管检查术后护理操作	分值	扣分	扣分理由
评估,解释	评估环境	2		
	用两种以上方法核对患者信息	3		
	评估患者的意识状态及合作程度	3		
	评估手术情况	3		
	解释、指导,取得配合	3		
用物准备	洗手,戴口罩	3		
	根据需要准备用物	3		
	检查心电监护仪的功能是否正常	5		
操作过程	再次核对患者床号、姓名并解释	3		
	关闭门窗	2		
	多人合作将患者移到床上	3		
	检查穿刺部位及远端血运情况	3		
	进行心电监护	3		
	按穿刺部位调整患者体位	5		
	用沙袋压迫股动脉(股静脉)	5		
	患者术肢制动	5		
	患者平卧24 h	5		
	嘱患者多饮水	4		
	告知患者注意事项	5		
操作后	收拾用物,整理床单位	2		
	向患者或家属交代注意事项,用速干手消毒剂喷手	5		
	洗手,脱口罩	3		
	正确记录心电监护情况、肢端血运情况及穿刺点出血情况	3		
评价	严格执行查对制度	5		
	无交叉污染	5		
提问	心导管检查术后护理的注意事项	5		
总分		100		

任务二 有创血压监测操作流程及评分标准

【操作目标】

(一) 知识目标

(1) 掌握监测有创血压的目的。

(2) 掌握监测有创血压的注意事项。

(二) 技能目标

掌握有创血压监测护理方法。

（三）人文关怀

（1）做好操作前的解释工作。

（2）操作中动作轻柔,能用语言和非语言技巧与患者沟通交流。

（3）操作后对患者及家属进行正确、全面的健康教育。

【操作准备】

（一）评估患者准备

1. 治疗车上层放置 医嘱执行单、PDA、速干手消毒剂。

2. 治疗车下层放置 医疗垃圾桶、生活垃圾桶。

（二）操作前准备

1. 治疗车上层放置 治疗盘：盘内置有创血压监测装置；盘外置治疗单、PDA、速干手消毒剂。

2. 治疗车下层放置 医疗垃圾桶、生活垃圾桶。

【操作流程】

操作流程	操作步骤	要点说明	人文关怀	临床经验
评估，解释	评估环境（安静、整洁、舒适、安全）→用两种以上方法核对患者信息→评估患者的病情及合作程度→评估动脉穿刺部位及穿刺肢体的血运情况		向患者及家属解释此操作的目的，取得其配合	
用物准备	洗手，戴口罩→携用物至患者床旁→再次核对并解释，关闭门窗			
校零，读数	确保压力换能器平齐于患者第四肋间腋中线水平→转动三通，使压力换能器隔绝动脉且与大气相通→启动监护仪→当监护仪屏幕上压力波形变为直线并与基线重合，且监护仪上的数字显示为"0"时，校零成功→观察波形→正确读数→检查并维持肝素钠盐水压力（袋外加压至250～300 mmHg），以抵抗动脉血反流的作用	患者平卧时第四肋间腋中线与压力换能器平齐，当体位改变时，应及时调整压力换能器的位置		压力波形由升支、降支和重搏波组成。当动脉波形出现低钝或消失时，应考虑动脉穿刺针处可能存在打折或血栓堵塞现象，必要时采用无创血压作对照

续表

操作流程	操作步骤	要点说明	人文关怀	临床经验
整理,记录	收拾用物→整理床单位→告知患者或家属注意事项→用速干手消毒剂喷手,推治疗车回治疗室→收拾用物(医疗垃圾、生活垃圾分类放置,由医院感染管理科统一回收、处理,用消毒液擦拭治疗车、治疗盘,将治疗盘反扣晾干备用)→洗手→脱口罩→记录		对患者及家属进行健康教育	

【注意事项】

(1) 妥善固定套管针、延长管,防止管道打折。

(2) 动脉测压管的各连接处要紧密,防止脱开或渗液。同时,需用肝素钠盐水持续冲洗,并保持肝素钠盐水压力(袋外加压至250~300 mmHg),以确保动脉测压管的持续通畅。

(3) 在进行有创血压监测时,首先应对压力换能器进行校零。在监测过程中,要随时保持压力换能器与心脏在同一水平线上,并牢固固定导管,防止导管位置移动或脱出,以免影响有创血压的测量。

【评分标准】

有创血压监测操作评分标准

班级:　　　　　姓名:　　　　　主考教师:　　　　　考核日期:

项目	有创血压监测	分值	扣分	扣分理由
仪表	仪表端庄,着装整洁	2		
沟通技巧	表情自然,语言亲切、流畅、通俗易懂,能完整体现护理要求	2		
评估,解释	评估环境	2		
	用两种以上方法核对患者信息	2		
	评估患者的病情及合作程度	3		
	评估动脉穿刺部位及穿刺肢体的血运情况	3		
	解释、指导,取得患者的配合	3		
用物准备	洗手,戴口罩	3		
	根据需要准备用物	4		
操作过程	再次核对患者床号、姓名并解释	3		
	关闭门窗,拉床帘	3		
	将压力换能器平齐于患者第四肋间腋中线水平	6		
	转动三通,使压力换能器隔绝动脉且与大气相通	6		
	启动监护仪	6		
	正确校零	8		
	观察压力波形,正确读数	6		
	检查并保持肝素钠盐水压力(袋外加压至250~300 mmHg)	8		

续表

项 目	有创血压监测	分值	扣分	扣分理由
操作后	收拾用物,整理床单位	3		
	告知患者或家属注意事项,用速干手消毒剂喷手	5		
	洗手,脱口罩	3		
	正确记录	4		
评价	严格执行查对制度	5		
	无交叉污染	5		
提问	有创血压监测操作的注意事项	5		
总分		100		

任务三 心电监护操作流程及评分标准

【操作目标】

（一）知识目标

（1）掌握心电监护的目的。

（2）掌握心电监护的注意事项。

（二）技能目标

（1）掌握心电监护的部位。

（2）掌握心电监护技术。

（三）人文关怀

（1）做好操作前的解释工作。

（2）操作中动作轻柔,能用语言和非语言技巧与患者沟通交流,让患者配合操作。

【操作准备】

（一）评估患者准备

1. 治疗车上层放置 医嘱执行单、PDA、速干手消毒剂。

2. 治疗车下层放置 医疗垃圾桶、生活垃圾桶。

（二）操作前准备

1. 治疗车上层放置 治疗盘:盘内置心电监护仪（包括心电监护导联线、血压袖带、血氧饱和度监测仪）、电极片3~5个、75%酒精、棉签、弯盘;盘外置治疗单、PDA、速干手消毒剂。

2. 治疗车下层放置 医疗垃圾桶、生活垃圾桶。

【操作流程】

操作流程	操作步骤	要点说明	人文关怀	临床经验
评估,解释	评估环境（安静、整洁、舒适、安全）→携医嘱执行单至患者床旁→核对患者床号、姓名等→解释操作目的、配合方法及注意事项→协助患者上洗手间	注意观察患者胸部皮肤情况;评估患者上肢是否有静脉通路,有静脉通路一侧的肢体不能用于检测血压;评估患者指甲情况,如是否有灰指甲、指甲油等	告知患者心电监护的目的及注意事项,取得患者配合	

续表

操作流程	操作步骤	要点说明	人文关怀	临床经验
用物准备	准备用物(根据患者情况准备漱口剂)→洗手→戴口罩,检查心电监护导联线是否完好→给血压计充气,检查是否完好→将血氧饱和度监测仪夹于操作者指甲上,查看是否显示数字			
安置体位	携用物至患者床旁,再次核对患者信息;协助患者取仰卧位			
消毒皮肤	打开患者衣服,暴露胸部→用酒精棉签消毒电极片放置位置的皮肤			
连接仪器	将电极片正确连接至心电监护导联线上→按照要求将电极片粘贴于患者胸部指定位置,避开伤口及除颤部位→按照要求将血压袖带绑于患者合适上肢→将血氧饱和度监测仪夹于患者手指上	选择电极片放置位置:RA 置于胸骨右缘第二肋间;LA 置于胸骨左缘第二肋间;RL 置于胸骨右缘第四、五肋间;LL 置于胸骨左缘第四、五肋间;V 置于剑突下缘		
调节仪器	设置患者的床号、姓名、年龄、性别等基本信息→设置导联的波形、振幅→设置血压自动监测时间→设置合理的报警界限,且不能关闭报警声音		告知患者不要自行移动或者摘除电极片	报警界限参数设定的不是正常范围,而是安全范围;报警界限参数的调整时机:病情恶化,生理监测指标超过基础阈值范围时;转运过程中,心电监护仪上的报警开关应始终处于开启状态
整理,记录	告知患者注意事项→整理床单位→用速干手消毒剂喷手→推治疗车回治疗室,收拾用物(医疗垃圾、生活垃圾分类放置,由医院感染管理科统一回收、处理,用消毒液擦拭治疗车、治疗盘,将治疗盘反扣晾干备用)→洗手→脱口罩→记录患者的心率、血压、呼吸、血氧饱和度等数值	告知患者和家属避免在心电监护仪附近使用手机,以免干扰监测波形	指导患者及家属学会观察电极片周围皮肤情况,如有痒痛感等不适,应及时告知医护人员	

【注意事项】

(1) 密切观察心电图波形,及时处理干扰和电极片脱落问题。

(2) 每日定时回顾患者 24 h 心电监护情况,并在必要时做好记录。

(3) 定期观察患者粘贴电极片处的皮肤状况,定时更换电极片及其位置。

(4) 对于躁动患者,应当固定好电极片和心电监护导联线,避免电极片脱位以及心电监护导联线打折、缠绕。

(5) 停机时,应向患者说明情况,取得合作后再关机,并断开电源。

【评分标准】

心电监护操作评分标准

班级:　　　　姓名:　　　　主考教师:　　　　考核日期:

项　目	心　电　监　护	分值	扣分	扣分理由
仪表	仪表端庄,着装整洁	3		
沟通技巧	表情自然,语言亲切、流畅、通俗易懂,能完整体现护理要求	2		
评估,解释	评估环境	3		
	评估患者胸部皮肤情况、上肢情况及指甲情况等	5		
	解释、指导,取得患者的配合	3		
操作前准备	洗手,戴口罩	3		
	根据医嘱准备用物	3		
	备齐用物,放置合理	2		
	检查心电监护仪的功能是否完好	5		
操作过程	核对床号、姓名	3		
	协助患者取仰卧位	2		
	解开患者衣服,暴露胸部	3		
	用酒精棉签消毒电极片放置位置的皮肤	5		
	连接电极片	5		
	按照要求将电极片粘贴于患者胸部指定位置,避开伤口及除颤部位	5		
	按照要求将血压袖带绑于患者合适上肢	5		
	将血氧饱和度监测仪夹于患者手指上	5		
	设置患者基本信息	3		
	设置导联的波形、振幅	3		
	设置血压自动监测时间	3		
	设置合理的报警界限	3		
	整理床单位,整理好电源线	3		
操作后	使用后进行物品整理	3		
	指导患者使用心电监护仪期间的注意事项	5		
评价	严格执行查对制度	5		
	严格执行无菌技术操作,无交叉污染	5		
提问	心电监护操作的注意事项	5		
总分		100		

任务四　小儿心肺复苏操作流程及评分标准

【操作目标】

（一）知识目标

（1）掌握小儿心肺复苏的概念。

（2）掌握小儿心肺复苏的目的、有效指征。

（3）掌握小儿人工呼吸及胸外心脏按压的指征及观察要点。

（二）技能目标

熟练掌握小儿心肺复苏方法。

（三）人文关怀

注重患儿的保暖，复苏成功后，对恢复意识的年长患儿用亲切语言进行安慰，并与家属做好沟通工作。

【操作准备】

1. 治疗车上层放置　听诊器、吸氧装置、气囊面罩、血压计、心肺复苏板、无菌纱布。

2. 治疗车下层放置　医疗垃圾桶、生活垃圾桶。

3. 其他　评估环境是否安全，评估患儿情况。

【操作流程】

操作流程	操作步骤	要点说明	人文关怀	临床经验
评估，呼救，启动紧急医疗服务	轻拍患儿双肩，并大声询问："喂！你怎么了？"对于婴儿，应轻拍足底。若患儿无反应，检查其是否有呼吸，并大声呼救	评估抢救现场是否安全，大声呼救	与家属做好沟通工作	启动紧急医疗服务，获取自动体外除颤器（AED）或手动除颤器，并准备开始进行心肺复苏（CPR）
复苏体位	松解患儿衣物，暴露胸部→解开裤带→将患儿置于硬板床上→取去枕平卧位→确保颈躯干无扭曲		抢救者位于患儿右侧	
评估脉搏和呼吸	迅速触摸脉搏，同时查看呼吸，时间<10 s	儿童触摸颈动脉，婴儿触摸肱动脉		确认患儿有脉搏时，每3 s给予1次呼吸；脉搏<60次/分并伴有低灌注时，即使有足够的氧合及通气，也应进行按压。每2 min复查1次脉搏

续表

操作流程	操作步骤	要点说明	人文关怀	临床经验
胸外按压（C）	（1）按压方法及部位：对儿童进行胸外按压时，使用单手或双手按压，掌根按压胸骨下1/2处（双乳头连线中点）。对婴儿进行胸外按压时，单人使用双指按压乳头连线中点下一指处；双人使用双手环抱法，拇指置于胸骨下1/2处按压。（2）按压频率：100～120次/分。（3）按压深度：至少为胸部前后径的1/3（婴儿大约为4 cm，儿童大约为5 cm）	按压要点：肘关节伸直，保证每次按压的方向与胸骨垂直；不改变按压部位，松弛时手不离开按压部位，不做冲击及猛式按压；平稳按压，按压时间与放松时间相等，保证每次按压后胸部充分复原，尽量减少中断胸外按压的时间；如两人轮流进行胸外按压，应每2 min交替1次，且交替时间＜10 s	按压力度适中、有效，避免损伤患儿	
开放气道（A）	清理呼吸道后，根据病情采用"压额提颏"或"推举下颌"法开放气道	对于无头部或颈部损伤的患儿，采用"压额提颏"法开放气道。怀疑可能存在头部或颈部外伤的患儿，采用"推举下颌"法开放气道，"推举下颌"法无法有效开放气道时，仍可使用"压额提颏"法		
人工通气（B）	进行口对口人工呼吸或气囊面罩通气2次	（1）通气量应根据患儿年龄进行调整，以达到使胸廓抬起的最小潮气量，同时避免过度通气。（2）使用气囊面罩通气时，氧流量应为8～10 L/min；仅进行人工呼吸时，每3～5 s进行1次，每次呼吸时间为1 s。（3）口鼻人工呼吸（婴幼儿）：用无菌纱布覆盖口鼻，吹气时将婴儿口鼻包紧，确保无漏气。频率：儿童为18～20次/分，婴儿为30～40次/分。对于较大儿童，手法可参照成人。		（1）建立高级气道（气管插管）后，负责胸外按压的医护人员应以100次/分的频率进行不间断胸外按压，负责人工通气者每6～8 s给予1次人工通气。此时，两名施救者不再需要进行胸外按压与人工通气的配合。

续表

操作流程	操作步骤	要点说明	人文关怀	临床经验
人工通气（B）	进行口对口人工呼吸或气囊面罩通气2次	（4）复苏气囊加压通气时,每次通气时间为1 s。注意:检查复苏气囊及气囊面罩是否合适,气囊面罩是否密闭,使用方法是否正确（EC法）,通气后胸廓是否有起伏。（5）胸外按压与人工通气次数比:新生儿为3:1;婴幼儿单人操作为30:2,双人操作为15:2;青春期患儿为30:2		（2）当患儿出现无自主呼吸或呼吸衰竭的情况,但大动脉搏动仍然存在且脉搏＞60次/分时,无须进行胸外按压,可仅给予人工通气支持
复苏后评估处理	2 min后评估脉搏、呼吸、颜面及口唇颜色等（胸外按压与人工通气次数比为30:2时,在5个循环后评估;胸外按压与人工通气次数比为15:2时,在10个循环后评估）,以判断心肺复苏是否有效	吹气结束后判断复苏效果（呼吸、心跳）		每2 min检查1次脉搏
整理,记录	整理床单位及用物,洗手、记录	记录病情及抢救过程	安慰意识恢复的年长患儿及家属	

【注意事项】

（1）操作时确保环境安全,动作力度应适中、规范、有效,以防损伤患儿。
（2）确保按压频率与部位正确,并正确且有效地使用气囊面罩。

【评分标准】

小儿心肺复苏操作评分标准

班级：　　　　姓名：　　　　主考教师：　　　　考核日期：

项目		小儿心肺复苏	分值	扣分	扣分理由
仪 表		仪表端庄,着装整洁	3		
沟通技巧		表情自然,语言亲切、流畅	2		

续表

项	目	小儿心肺复苏	分值	扣分	扣分理由
评估患者	评估意识状态及呼吸	判断患儿意识方法正确(轻拍患儿双肩,并大声询问:"喂!你怎么了?"对于婴儿,应轻拍足底。若患儿无反应,快速检查其是否有呼吸)	3		
		若患儿没有自主呼吸,或呼吸不正常,须大声呼救	3		
	评估循环	最多用10 s触摸患儿脉搏(婴儿:肱动脉;儿童:颈动脉)。若10 s内无法确认脉搏,或脉搏明显缓慢(<60次/分),需立即开始胸外按压	9		
操作步骤	胸外按压	复苏体位正确(去枕平卧),必要时垫复苏板	2		
		暴露患儿胸部,按压方法:对儿童进行胸外按压时,使用单手或双手按压,掌根按压胸骨下1/2处(双乳头连线中点)。对婴儿进行胸外按压时,单人使用双指按压乳头连线中点下一指处;双人使用双手环抱法,拇指置于胸骨下1/2处按压	5		
		按压力量均匀,按压深度至少为胸部前后径的1/3(婴儿大约为4 cm,儿童大约为5 cm),减少胸外按压中断的时间,每次按压后胸部须充分复原	5		
		按压频率至少为100次/分	4		
		按压时间与放松时间相等	4		
		胸外按压与人工通气次数比正确(单人操作30∶2,双人操作15∶2)	5		
	开放气道	将患儿头偏向一侧,清理呼吸道	3		
		开放气道方法正确:对于无头部或颈部损伤的患儿,采用"压额提颏"法开放气道;怀疑可能存在头部或颈部外伤的患儿,采用"推举下颌"法开放气道,"推举下颌"法无法有效开放气道时,仍可使用"压额提颏"法	5		
	人工通气	将气囊面罩连接氧气,氧流量调节至8~10 L/min	2		
		确保气囊面罩大小合适以及位置放置正确(气囊面罩需能包绕鼻梁至唇下区域)	4		
		使用EC法固定气囊面罩	4		
		确保气囊面罩无漏气	4		
		通气2次,每次通气时间为1 s	4		
		通气量准确(根据患儿年龄调整,达到使胸廓抬起的最小潮气量,且避免过度通气)	4		
	复苏评估	每2 min评估1次心率或脉搏	5		
	洗手,记录	整理用物,洗手	5		
综合评价	熟练程度	符合抢救程序,操作敏捷,动作熟练	5		
	人文关怀	操作中动作轻柔、不粗暴,抢救中确保患儿无受伤,且关怀体贴患儿	5		
	提问	小儿心肺复苏的有效指征、注意事项	5		
总分			100		

任务五　新生儿窒息复苏操作流程及评分标准

【操作目标】

（一）知识目标

（1）掌握新生儿窒息复苏的概念。

（2）掌握新生儿窒息复苏的目的、指征。

（3）掌握新生儿窒息复苏的评估方法、观察要点及注意事项。

（二）技能目标

熟练掌握新生儿窒息复苏方法。

（三）人文关怀

注重新生儿的保暖，并在其复苏后用亲切的语言与家属做好沟通工作。

【操作准备】

1. 评估　了解新生儿及母亲的情况，评估现场环境是否安全，安排助手，确保双人操作。

2. 用物准备

（1）吸引器械：吸引器、吸痰管或吸球。

（2）正压通气器械：吸氧装置及氧源、吸氧管、新生儿复苏气囊、不同型号的气囊面罩。

（3）气管内插管器械：性能完好的喉镜、消毒后的喉镜片2片（0号用于早产儿，1号用于足月儿）、不同型号的气管导管2根、剪刀1把、胶布。

（4）其他：辐射保暖台或其他保暖设备、温暖的中毛巾（2块）和小毛巾（1块）、无菌手套3~4副、时钟、听诊器、心电监护仪、输液用物、药物（1∶10000肾上腺素等）、棉签、碘伏、2 mL注射器2支、小儿胃管、液体石蜡、治疗车。

（5）医疗垃圾桶、生活垃圾桶。

3. 操作者准备　洗手，按规定穿工作服及戴工作帽、口罩和手套。

【操作流程】

操作流程	操作步骤	要点说明	人文关怀	临床经验
评估	评估环境及新生儿状态	确保环境安全、整洁；快速评估新生儿状态：是否足月，羊水是否清澈，是否有呼吸或哭声，肌张力情况	用亲切的语言与清醒的母亲做好沟通工作，取得她的支持与配合	
安置体位	置新生儿于复温床上，并摆正体位	置新生儿于头部轻度仰伸位（鼻吸气位），并用小毛巾卷垫高新生儿头肩部1~2 cm	注意新生儿的保暖	

续表

操作流程	操作步骤	要点说明	人文关怀	临床经验
建立通畅气道	清理新生儿呼吸道(口、鼻、咽部羊水)	吸引气道分泌物:先吸口咽部再吸鼻腔,吸引时间＜10 s,吸引负压＜100 mmHg	操作迅速、轻柔	
	擦干新生儿全身,刺激其呼吸,重新摆正体位,去掉湿污毛巾	用手拍打或用手指轻弹新生儿的足底或摩擦其背部2次,以诱发其自主呼吸		
	评估新生儿呼吸、心率、肤色,并请助手进行血氧饱和度检测	计数6 s心率,并正确推算出新生儿心率。若新生儿有自主呼吸,心率＞100次/分,且皮肤红润,则给予观察护理。若存在发绀现象,通过吸氧后皮肤转为红润,同样给予观察护理。30 s完成初步复苏		"评估-决策-措施"的程序在整个复苏过程中不断重复。启动复苏程序后的评估主要基于呼吸、心率和血氧饱和度这3项指标。通过评估这3项指标来确定每一步骤是否有效,其中心率是最重要的指标
建立呼吸	正压通气: (1)(口述):现新生儿呼吸暂停(或喘息样呼吸),心率100次/分(或小于100次/分,具体心率需明确),皮肤发绀,应进行正压通气。 (2)操作者站于新生儿头侧或一侧,进行正压通气30 s。 (3)再次评估新生儿呼吸、心率、肤色及血氧饱和度	(1)正压通气的通气频率设为40~60次/分(胸外按压时为30次/分)。最初几次通气的压力为30~40 cmH$_2$O(1 cmH$_2$O=0.098 kPa),之后维持在20 cmH$_2$O,氧流量为5 L/min,正压通气超过2 min时需插胃管排气。确保气囊面罩完全罩住口鼻且无漏气。 (2)经30 s充分正压通气后,若新生儿出现自主呼吸且心率≥100次/分,可逐步减少并停止正压通气,转入复苏后护理。若自主呼吸不充分或心率＜100次/分,则须继续用气囊面罩或气管插管施行正压通气,并检查及调整通气操作。若心率＜60次/分,则须继续正压通气并开始进行胸外按压,持续30 s		

续表

操作流程	操作步骤	要点说明	人文关怀	临床经验
建立正常循环	胸外按压： (1)（口述）：现新生儿心率<60次/分，需立即进行胸外按压。操作者继续正压通气，同时助手进行胸外按压30 s。 (2)再次评估新生儿呼吸、心率、肤色及血氧饱和度	胸外按压部位：胸骨下1/3处（两乳头连线与剑突之间，避开剑突）。按压频率为90次/分，按压深度为胸部前后径的1/3。正压通气频率为30次/分。胸外按压次数与人工通气次数比为3∶1（2 s内完成3次胸外按压和1次正压通气）		
药物治疗	（口述）：如心搏停止或在30 s的正压通气和胸外按压后，心率仍持续<60次/分，需遵医嘱给予肾上腺素	1∶10000肾上腺素溶液的静脉剂量为0.1～0.3 mL/kg（0.01～0.03 mg/kg）		
判断	经过复苏操作，现新生儿呼吸、心跳恢复，肤色红润，表明复苏成功。给予保暖措施，进一步提供生命支持，并做好复苏后监护工作。在上述步骤中，如有需要，应配合医生做好气管插管			
整理	置新生儿于舒适体位，收拾用物及床单位	将医疗垃圾、生活垃圾分类放置，复苏气囊、喉镜片送供应室进行消毒，治疗车、治疗盘等进行擦拭消毒		
记录	洗手并记录	记录病情及抢救过程		

【注意事项】

(1) 符合标准预防及安全原则。

(2) 关爱新生儿，确保无创伤及并发症的发生。

(3) 操作有序，动作熟练、轻稳，确保复苏有效。

(4) 用物齐备，处理规范。

【评分标准】

新生儿窒息复苏操作评分标准

班级：　　　　姓名：　　　　主考教师：　　　　考核日期：

项　目	新生儿窒息复苏	分值	扣分	扣分理由
仪表	仪表端庄，着装整洁，符合要求	5		

续表

项　目		新生儿窒息复苏	分值	扣分	扣分理由
操作前准备		环境安静、安全、舒适、整洁；双人配合	1		
		用物准备齐全	2		
		检查用物，摆放合理、整齐	1		
		洗手，按规定穿工作服及戴工作帽、口罩和手套	1		
复苏步骤	初步复苏	快速评估：是否足月、羊水是否清澈、是否有哭声或呼吸、肌张力情况	3		
		保暖	2		
		通过轻度仰伸头部摆正体位，肩下垫1～2 cm高毛巾，呈鼻吸气位	4		
		清理气道符合要求：先吸口腔再吸鼻腔	4		
		快速擦干全身	4		
		刺激呼吸操作规范	1		
		计数6 s心率并正确推算出新生儿心率	2		
		以上过程30 s内完成	2		
	正压通气	根据病情进行气囊面罩正压通气	3		
		正确连接复苏装置，选择合适型号的气囊面罩并检查复苏装置，连接90%～100%氧气源（氧流量5 L/min）	3		
		站于新生儿一侧或头侧，将新生儿头部摆正到"鼻吸气"位置	3		
		安排助手协助	3		
		正确放置气囊面罩，确保气囊面罩罩住口鼻且无漏气	3		
		正压通气频率及压力适当（频率为40～60次/分；压力：最初几次30～40 cmH$_2$O，之后维持在20 cmH$_2$O）	4		
		正压通气超过2 min时插小儿胃管	2		
		每30 s评估一次复苏效果，根据病情选择继续正压通气或其他处理（如胸外心脏按压或进行给氧观察护理）	2		
	胸外按压	30 s有效正压通气后，若心率持续<60次/分，应开始进行胸外按压	3		
		按压部位：胸骨下1/3处	4		
		按压手法正确	4		
		按压深度：使胸骨下陷深度为胸部前后径的1/3	4		
		按压频率：90次/分（30次正压通气，90次按压）	3		
		胸外按压次数：正压通气次数为3∶1	4		
		30 s后评估（肤色、心率、呼吸），若心率>100次/分，表明自主呼吸恢复，给予监护、给氧、保暖措施；若心率持续<60次/分，使用肾上腺素	3		
	药物应用	掌握肾上腺素使用指征及用法	10		
评价		动作规范、迅速、准确、有效，新生儿安全、无损伤	5		
提问		新生儿窒息复苏操作的注意事项	5		
总分			100		

项目九　运动系统技能操作流程及评分标准

任务一　腰围使用操作流程及评分标准

【操作目标】

(一)知识目标

(1)掌握使用腰围的目的。

(2)掌握使用腰围的注意事项。

(二)技能目标

掌握使用腰围的方法。

(三)人文关怀

(1)做好操作前的解释工作。

(2)操作中动作轻柔,能用语言和非语言技巧与患者沟通交流。

(3)操作后对患者及家属进行正确、全面的健康教育。

【操作准备】

(一)评估患者准备

1. 治疗车上层放置　医嘱执行单、PDA、速干手消毒剂。

2. 治疗车下层放置　医疗垃圾桶、生活垃圾桶。

(二)操作前准备

1. 治疗车上层放置　腰围(根据患者的腰部周径和长度选择)、治疗单、PDA、速干手消毒剂。

2. 治疗车下层放置　医疗垃圾桶、生活垃圾桶。

【操作流程】

操作流程	操作步骤	要点说明	人文关怀	临床经验
评估,解释	评估环境(安静、整洁、舒适、安全)→用两种以上方法核对患者信息→评估患者的意识状态及合作程度→评估腰部皮肤情况→检查腰部是否有伤口及引流情况	腰部有伤口及引流管者:注意观察其伤口敷料有无渗血、渗液,引流液的颜色、性状、量以及引流管是否通畅	向患者及家属解释此操作的目的,以取得配合	

续表

操作流程		操作步骤	要点说明	人文关怀	临床经验
用物准备		洗手,戴口罩→携用物至患者床旁→再次核对患者信息并解释,关闭门窗	检查腰围是否完好,大小是否合适		正确选择腰围的尺码,避免太小或太大,腰围的规格要与患者腰部周径及长度相适应
安置体位		拉下床栏,协助患者取仰卧位		注意保暖及保护患者隐私	避免随意移动患者
整理衣裤		再次检查患者腰部的皮肤→整理患者的衣裤			
正确佩戴腰围	可自主抬起腰部的患者	指导患者以双肘、双足支撑于床上,使腰部抬起→将腰围从左至右快速且轻柔地穿入患者腰部下方→将腰围有带的一侧朝下→调整腰围,使腰围中线处于腰部正中位置→使腰围的上缘达到肋下缘,下缘至臀裂以下→将腰围两侧的粘贴胶带粘于腰围的粘贴处→协助患者在床旁静坐15~30 min,后离床站立	勿将腰围戴反;将腰围放置到正确的位置,过高或过低都达不到效果;松紧适宜,切勿过紧或过松;将患者上衣拉平整,确保佩戴腰围后的舒适度	操作时动作轻柔	佩戴腰围时护士站在患者的左侧;指导患者抬起腰部时注意角度不要过高,以免对腰部或脊柱造成二次损伤
	无法自主抬起腰部的患者	协助患者进行轴线翻身至右侧卧位→将腰围左侧向内卷成筒状,放入患者腰部→使腰围中线正对患者的脊柱正中,使腰围有带的一侧向外→协助患者轴线翻身,将其安置于平卧位→调整腰围,使腰围的上缘达到肋下缘,下缘至臀裂以下→将腰围两侧的粘贴胶带粘于腰围的粘贴处→协助患者在床旁静坐15~30 min,后离床站立	翻身时使患者脊柱呈一条直线,并保证患者安全、舒适	松紧度以在腰两侧可伸进一指为宜,避免过紧影响患者呼吸及导致皮肤受压,过松则达不到腰围固定的效果	协助患者抬起腰部时注意角度不要过高,以免对腰部或脊柱造成二次损伤
摘除腰围		协助患者平卧→解开腰围→协助患者进行轴线翻身→将腰围一侧塞入患者腰下部→再向反方向进行轴线翻身→取下腰围			

续表

操作流程	操作步骤	要点说明	人文关怀	临床经验
整理,记录	收拾用物→整理床单位→告知患者及家属注意事项→用速干手消毒剂喷手,推治疗车回治疗室→收拾用物(医疗垃圾、生活垃圾分类放置,由医院感染管理科统一回收、处理,用消毒液擦拭治疗车、治疗盘,将治疗盘反扣晾干备用)→洗手→脱口罩→记录腰围佩戴的相关情况		为患者提供健康指导	

【注意事项】

(1) 正确选择腰围:腰围的规格要与患者腰部的长度、周径相适应,其上缘须达肋下缘,下缘至臀裂以下;腰围后侧不宜过分前凸,一般以平坦或略向前凸为宜;不宜使用过窄的腰围,以免腰椎过度前凸;不宜使用过短的腰围,以免造成腹部过紧的不适感。

(2) 注意腰围佩戴的时间:佩戴腰围的时间要根据病情灵活调整。腰椎病变急性期:腰部症状较重时,若无不适的感觉,应经常佩戴,不要随意取下。恢复期:可在外出、进行体力活动,尤其是要长久站立或较长时间维持同一姿势的时候佩戴,而在放松时应摘除腰围。症状消退期:应逐渐停用腰围,开始恢复腰部正常活动,同时循序渐进地进行腰肌软组织的功能锻炼,增强腰椎周围组织的支撑力。

(3) 腰围佩戴时间应根据病情确定,一般以4周为宜,最长不超过3个月。

(4) 腰围佩戴后的腰部活动:佩戴腰围后要避免腰部过度活动,一般以能完成日常生活及工作活动为限。对于手术后的患者、严重腰椎骨折或脱位等患者,腰部活动要严格按医嘱进行。同时,在使用腰围期间,还应在医生指导下,逐渐增加腰背肌的锻炼,以预防和减轻腰肌的萎缩。

【评分标准】

腰围使用操作评分标准

班级:　　　　姓名:　　　　主考教师:　　　　考核日期:

项目	腰围使用	分值	扣分	扣分理由
仪表	仪表端庄,着装整洁	2		
沟通技巧	表情自然,语言亲切、流畅、通俗易懂,能完整体现护理要求	2		
评估,解释	评估环境	2		
	用两种以上方法核对患者信息	2		
	评估患者的意识状态及合作程度	2		
	评估腰部皮肤情况,检查腰部是否有伤口及引流情况	2		
	解释、指导,取得患者的配合	2		
用物准备	洗手,戴口罩	2		
	根据需要准备用物	2		
	检查腰围是否适合	2		

续表

项 目	腰 围 使 用	分值	扣分	扣分理由
操作过程	再次核对患者床号、姓名并做解释	2		
	关闭门窗	2		
	拉下床栏,协助患者取仰卧位	2		
	再次检查患者腰部的皮肤	2		
	整理患者的衣裤	2		
	协助可自主抬起腰部的患者正确佩戴腰围			
	指导患者以双肘、双足支撑于床上,使腰部抬起	3		
	将腰围从左至右快速且轻柔地穿入患者腰部下方,使腰围有带的一侧朝下	4		
	调整腰围,确保腰围中线处于腰部正中位置,使腰围的上缘达到肋下缘,下缘至臀裂以下	4		
	将腰围两侧的粘贴胶带粘于腰围的粘贴处	2		
	协助患者在床旁静坐 15~30 min,后离床站立	2		
	协助无法自主抬起腰部的患者正确佩戴腰围			
	协助患者进行轴线翻身至右侧卧位	3		
	将腰围左侧向内卷成筒状,放入患者腰部,使腰围中线正对患者的脊柱正中,使腰围有带的一侧向外	3		
	协助患者轴线翻身,将其安置于平卧位	2		
	调整腰围,使腰围的上缘达到肋下缘,下缘至臀裂	3		
	将腰围两侧的粘贴胶带粘于腰围的粘贴处	3		
	协助患者在床旁静坐 15~30 min,后离床站立	3		
	摘 除 腰 围			
	协助患者平卧,解开腰围	2		
	协助患者进行轴线翻身	3		
	将腰围一侧塞入患者腰下部	4		
	再向反方向进行轴线翻身,取下腰围	3		
操作后	收拾用物,整理床单位	2		
	告知患者或家属注意事项,用速干手消毒剂喷手	3		
	洗手,脱口罩	3		
	记录腰围佩戴的相关情况	3		
评价	严格执行查对制度	5		
	无交叉污染	5		
提问	腰围使用操作注意事项	5		
总分		100		

任务二　颈围使用操作流程及评分标准

【操作目标】

(一) 知识目标

(1) 掌握使用颈围的目的。

(2) 掌握使用颈围的注意事项。

(二) 技能目标

掌握使用颈围的方法。

(三) 人文关怀

(1) 做好操作前的解释工作。

(2) 操作中动作轻柔,能用语言和非语言技巧与患者沟通交流。

(3) 操作后对患者及家属进行正确、全面的健康教育。

【操作准备】

(一) 评估患者准备

1. 治疗车上层放置　医嘱执行单、PDA、速干手消毒剂。

2. 治疗车下层放置　医疗垃圾桶、生活垃圾桶。

(二) 操作前准备

1. 治疗车上层放置　治疗盘:盘内置粘贴胶带、颈围(根据患者颈部粗细选择)、软毛巾2条;盘外置治疗单、PDA、速干手消毒剂。

2. 治疗车下层放置　医疗垃圾桶、生活垃圾桶。

【操作流程】

操作流程	操作步骤	要点说明	人文关怀	临床经验
评估,解释	评估环境(安静、整洁、舒适、安全)→用两种以上方法核对患者信息→评估患者的意识状态及合作程度→评估颈部皮肤情况→检查颈部是否有伤口及引流情况		向患者及家属解释此操作的目的,以取得配合	
用物准备	洗手,戴口罩→携用物至患者床旁→再次核对并做解释,关闭门窗	检查颈围是否完好,大小、软硬是否合适		
安置体位	协助患者取去枕仰卧位		注意保暖及保护患者隐私	协助患者取去枕仰卧位时,确保颈部处于正中位

续表

操作流程		操作步骤	要点说明	人文关怀	临床经验
解开衣扣		再次检查患者颈部的皮肤→解开紧身衣扣、围巾及领带	操作时动作轻柔		
佩戴颈围	佩戴后半部分（双人操作）	一名护士双手放于患者头部两侧→另一名护士拿起颈围的后半部分，轻柔地穿入患者后颈→确保颈围有带的一侧朝下，且颈围内侧中线对准患者颈部正中→将颈围后半部分的粘贴胶带分别置于颈围两侧	托起患者的头颈肩部时，注意保持头颈肩在一条直线上，不要将患者的头部抬得过高，防止再次损伤脊髓		为保护患者的颈椎，需两名护士协作，一名护士站在患者头部前方，另一名护士站在患者右侧；佩戴颈围时注意颈围的上下方向，切勿将颈围戴反；托起患者的头颈肩部时，动作要轻柔；将颈围的后半部分放在正确的位置上
	佩戴前半部分	用双手将颈围的前半部分（下颌处垫小毛巾）与后半部分对齐→将颈围的前半部分压住颈围的后半部分→确认颈围处于颈部正中位置，无歪斜→将颈围后半部分两侧的粘贴胶带粘贴于颈围前半部分的粘贴处→协助患者在床旁静坐10~30 min，后离床活动，以防止体位性低血压的发生	颈围松紧适宜，松紧度以能伸进一指为宜，避免过紧影响患者呼吸及导致皮肤受压，过松则达不到颈围固定的效果	佩戴完后，向患者及家属讲解佩戴颈围的重要性及注意事项；禁止患者自行脱下颈围	颈围前半部分压住后半部分可起到良好的固定效果
摘除颈围		协助患者平卧于床上→解开粘贴胶带，取下颈围的前半部分→一名护士以佩戴颈围时的同样手法托起患者头颈肩部→另一名护士取出颈围的后半部分→固定患者颈部两侧，防止颈部左右摆动	备温水以便清洁患者颈部	指导患者在颈部无颈围固定时，切忌随意活动颈椎	
整理，记录		收拾用物→整理床单位→告知患者及家属注意事项→用速干手消毒剂喷手，推治疗车回治疗室→收拾用物（医疗垃圾、生活垃圾分类放置，由医院感染管理科统一回收、处理，用消毒液擦拭治疗车、治疗盘，将治疗盘反扣晾干备用）→洗手→脱口罩→记录颈围佩戴的相关情况		为患者提供健康指导	

【注意事项】

(1) 根据患者的体型选择合适的颈围尺码。
(2) 佩戴颈围时应确保颈围松紧适宜。
(3) 佩戴时需分清颈围的前后部分,切勿前后倒置。
(4) 佩戴时应注意保护患者的皮肤,必要时可在颈围后方垫软毛巾。
(5) 佩戴好颈围后,应密切观察患者的呼吸情况,若患者出现呼吸困难,应立即通知医生。

【评分标准】

颈围使用操作评分标准

班级:　　　　　姓名:　　　　　主考教师:　　　　　考核日期:

项　目	颈　围　使　用	分值	扣分	扣分理由
仪表	仪表端庄,着装整洁	2		
沟通技巧	表情自然,语言亲切、流畅、通俗易懂,能完整体现护理要求	2		
评估,解释	评估环境	2		
	用两种以上方法核对患者信息	2		
	评估患者的意识状态及合作程度	2		
	评估患者颈部皮肤情况,检查颈部是否有伤口及引流情况	2		
	解释、指导,取得患者的配合	2		
用物准备	洗手,戴口罩	2		
	根据需要准备用物	2		
	检查各项用物是否完好	2		
操作过程	再次核对患者床号、姓名并解释	2		
	关闭门窗	2		
	协助患者取去枕仰卧位	2		
	再次检查患者颈部的皮肤	2		
	解开紧身衣扣、围巾及领带	2		
	双人操作佩戴颈围后半部分			
	一名护士双手放于患者头部两侧;另一名护士拿起颈围的后半部分,轻柔地穿入患者后颈	5		
	确保颈围有带的一侧朝下,且颈围内侧中线对准患者颈部正中	5		
	将颈围后半部分的粘贴胶带分别置于颈围两侧	4		
	佩戴颈围前半部分			
	用双手将颈围的前半部分(下颌处垫小毛巾)与后半部分对齐	4		
	将颈围的前半部分压住颈围的后半部分,并确认颈围处于颈部正中位置,无歪斜	5		
	将颈围后半部分两侧的粘贴胶带粘贴于颈围前半部分的粘贴处	4		
	协助患者在床旁静坐 10～30 min,后离床活动	4		
	摘除颈围			
	协助患者平卧于床上	2		
	解开粘贴胶带,取下颈围的前半部分	2		

续表

项 目	颈 围 使 用	分值	扣分	扣分理由
操作过程	一名护士以佩戴颈围时的同样的手法托起患者头颈肩部,另一名护士取出颈围的后半部分	5		
	固定患者颈部两侧,防止颈部左右摆动	4		
操作后	收拾用物,整理床单位	2		
	告知患者或家属注意事项,用速干手消毒剂喷手	3		
	洗手,脱口罩	3		
	记录颈围佩戴的相关情况	3		
评价	严格执行查对制度	5		
	无交叉污染	5		
提问	颈围使用操作注意事项	5		
总分		100		

任务三　石膏固定操作流程及评分标准

【操作目标】

(一) 知识目标

(1) 熟悉石膏固定的目的。

(2) 掌握石膏固定的适应证。

(3) 掌握石膏固定的注意事项。

(二) 技能目标

掌握石膏固定护理方法。

(三) 人文关怀

(1) 做好操作前的解释工作。

(2) 操作中动作轻柔,能用语言和非语言技巧与患者沟通交流。

(3) 操作后对患者及家属进行正确、全面的健康教育。

【操作准备】

(一) 评估患者准备

1. 治疗车上层放置　医嘱执行单、PDA、速干手消毒剂。

2. 治疗车下层放置　医疗垃圾桶、生活垃圾桶。

(二) 操作前准备

1. 治疗车上层放置　治疗盘:盘内置敷料、石膏、绷带、棉垫、水、剪刀及辅助工具;盘外置治疗单、PDA、速干手消毒剂。

2. 治疗车下层放置　医疗垃圾桶、生活垃圾桶。

【操作流程】

操作流程	操作步骤	要点说明	人文关怀	临床经验
评估,解释	评估环境(安静、整洁、舒适、安全)→用两种以上方法核对患者信息→评估患者的意识状态及合作程度→评估患肢皮肤及血运情况→检查患肢有无伤口及引流情况		向患者及家属解释此操作的目的,以取得配合	
用物准备	洗手,戴口罩→携用物至患者床旁→再次核对并解释,关闭门窗			
安置体位	拉下床栏,协助患者取合适卧位		注意保暖及保护患者隐私	
操作过程	将患肢摆放于功能位→清洁皮肤(有伤口时应消毒)→以敷料包扎固定→骨突部用棉垫加以保护→协助医生进行石膏包扎→石膏硬固后,用手掌平托的方式搬运患者→用软枕抬高患肢,使患处高于患者心脏水平20 cm→用温水将指(趾)端石膏粉迹轻轻拭去→在石膏上注明骨折情况和包扎日期	患者肢体可由支架悬吊或专人扶持;搬运时要用手掌平托,避免用手抓捏,以免造成石膏凹陷而压迫皮肤;可适当通风,或用灯烤、电吹风吹干,加快石膏硬固;注意观察患肢血运情况、因石膏压迫而导致的神经麻痹以及有无感染征象的出现	操作时动作轻柔	密切观察石膏绷带固定肢体远端皮肤的颜色、温度、毛细血管充盈情况、感觉和指(趾)的运动。如出现持续剧烈疼痛、患肢麻木、皮肤颜色发紫和皮温下降,说明石膏包扎过紧,应及时告知医生
整理,记录	收拾用物→整理床单位→告知患者及家属注意事项→用速干手消毒剂喷手,推治疗车回治疗室→收拾用物(医疗垃圾、生活垃圾分类放置,由医院感染管理科统一回收、处理,用消毒液擦拭治疗车、治疗盘,将治疗盘反扣晾干备用)→洗手→脱口罩→记录石膏及患肢情况		为患者提供健康指导	

【注意事项】

(1) 抬高患肢,密切观察石膏绷带固定肢体远端皮肤的颜色、温度、毛细血管充盈情况、感觉和指(趾)的运动。如出现持续剧烈疼痛、患肢麻木、颜色发紫和皮温下降,则是石膏绷带包扎过紧导致的肢体受压,应立即将石膏全长纵行切开以减压,以免发生肢体坏疽。

(2) 在包扎石膏绷带过程中,若需将肢体保持在某一特定位置,应用手掌托扶肢体,不可用手指顶压石膏,以免产生局部压迫而引发溃疡。

(3) 石膏绷带未完全凝结坚固前,应避免改变肢体位置,特别是关节部位,以防石膏折断。

(4) 石膏绷带包扎完毕后,应在石膏上注明骨折情况和包扎日期。

(5) 对于肢体肿胀的患肢,肿胀消退后可能会引起石膏过松,从而失去固定作用,应及时更换石膏绷带。

(6) 在石膏绷带固定过程中,应进行主动肌肉舒缩锻炼,未被固定的关节应进行早期活动。

【评分标准】

石膏固定操作评分标准

班级:　　　　姓名:　　　　主考教师:　　　　考核日期:

项目	石膏固定	分值	扣分	扣分理由
仪表	仪表端庄,着装整洁	2		
沟通技巧	表情自然,语言亲切、流畅、通俗易懂,能完整体现护理要求	2		
评估,解释	评估环境	2		
	用两种以上方法核对患者信息	3		
	评估患者的意识状态及合作程度	3		
	评估患肢皮肤及血运情况	3		
	检查患肢有无伤口及引流情况	3		
	解释、指导,取得患者的配合	3		
用物准备	洗手,戴口罩	3		
	根据需要准备用物	3		
操作过程	再次核对患者床号、姓名并解释	3		
	关闭门窗	2		
	拉下床栏,协助患者取合适卧位	2		
	将患肢摆放于功能位	5		
	清洁皮肤(有伤口时应消毒)	5		
	以敷料包扎固定	5		
	骨突部用棉垫加以保护	5		
	协助医生进行石膏包扎	4		
	石膏硬固后,用手掌平托的方式搬运患者	4		
	用软枕抬高患肢,使患处高于患者心脏水平20 cm	4		
	用温水将指(趾)端石膏粉迹轻轻拭去	4		
	石膏上注明骨折情况和包扎日期	4		
操作后	收拾用物,整理床单位	2		
	告知患者或家属注意事项,用速干手消毒剂喷手	3		
	洗手,脱口罩	3		
	记录石膏及患肢情况	3		

续表

项 目	石膏固定	分值	扣分	扣分理由
评价	严格执行查对制度	5		
	无交叉污染	5		
提问	石膏固定操作注意事项	5		
总分		100		

任务四 骨牵引针眼消毒操作流程及评分标准

【操作目标】

(一)知识目标

(1)熟悉骨牵引针眼消毒的目的。

(2)掌握骨牵引的适应证。

(3)掌握骨牵引针眼消毒的注意事项。

(二)技能目标

掌握骨牵引针眼消毒的方法。

(三)人文关怀

(1)做好操作前的解释工作。

(2)操作中动作轻柔,能用语言和非语言技巧与患者沟通交流。

(3)操作后对患者及家属进行正确、全面的健康教育。

【操作准备】

(一)评估患者准备

1. 治疗车上层放置 医嘱执行单、PDA、速干手消毒剂。

2. 治疗车下层放置 医疗垃圾桶、生活垃圾桶。

(二)操作前准备

1. 治疗车上层放置 治疗盘:盘内置碘伏、棉签、弯盘、润肤乳;盘外置治疗单、PDA、速干手消毒剂。

2. 治疗车下层放置 医疗垃圾桶、生活垃圾桶。

【操作流程】

操作流程	操作步骤	要点说明	人文关怀	临床经验
评估,解释	评估环境(安静、整洁、舒适、安全)→用两种以上方法核对患者信息→评估患者的意识状态及合作程度→评估针眼及周围皮肤情况→评估骶尾部及足跟等受压部位的皮肤状况→确认牵引是否有效→评估患肢血运情况→检查有无足下垂	观察针眼处有无渗血、渗液,以及针眼周围皮肤有无红肿、破溃;检查牵引架、牵引绳、牵引重量、牵引滑车、牵引方向、患肢位置及体位,以保证牵引有效;密切关注患肢的皮温、颜色、运动、感觉、肿胀程度、足背动脉搏动情况、毛细血管充盈程度;观察足背是否处于功能位	向患者及家属解释此操作的目的,以取得配合	毛细血管充盈程度检查:按压甲床,观察松开后颜色是否能在1~2 s内恢复红润

续表

操作流程	操作步骤	要点说明	人文关怀	临床经验
用物准备	洗手,戴口罩→携用物至患者床旁→再次核对患者信息并解释,关闭门窗			
安置体位	拉下床栏,协助患者取合适卧位		注意保暖及保护患者隐私	
操作过程	用棉签以螺旋方式消毒克氏针针眼(消毒范围为6~8 cm)→由近侧向远侧消毒针眼→勿去除针眼处血痂,以防再次出血→皮肤干燥者擦润肤乳→再次检查牵引架、牵引绳、牵引重量、牵引滑车、牵引方向、患肢位置及体位,保证牵引有效	遵循无菌技术操作原则,观察穿刺点有无红、肿、热、痛、流脓等异常情况	操作时动作轻柔	
整理,记录	收拾用物→整理床单位→告知患者及家属注意事项→用速干手消毒剂喷手,推治疗车回治疗室→收拾用物(医疗垃圾、生活垃圾分类放置,由医院感染管理科统一回收、处理,用消毒液擦拭治疗车、治疗盘,将治疗盘反扣晾干备用)→洗手→脱口罩→记录患肢牵引、血运情况及针眼处有无红、肿、热、痛等症状		告知患者及家属功能锻炼的方法,以预防足下垂及肌肉萎缩	

【注意事项】

(1) 消毒骨牵引针眼时注意保暖患肢。

(2) 密切观察患肢情况及牵引是否有效;注意检查牵引绳是否受阻,以及牵引重量是否合适。

(3) 牵引绳应与患肢长骨纵轴方向保持一致;牵引所用的沙袋应悬空挂置,不可触地或靠于床沿上;滑轮应保持灵活。

(4) 告知患者及家属如何保持患肢处于正常功能位及有效牵引。

(5) 指导患者进行患肢的功能锻炼并讲解其重要性。

【评分标准】

骨牵引针眼消毒操作评分标准

班级：　　　　姓名：　　　　主考教师：　　　　考核日期：

项　目	骨牵引针眼消毒	分值	扣分	扣分理由
仪表	仪表端庄，着装整洁	2		
沟通技巧	表情自然，语言亲切、流畅、通俗易懂，能完整体现护理要求	2		
评估，解释	评估环境	2		
	用两种以上方法核对患者信息	3		
	评估患者的意识状态及合作程度	3		
	评估针眼及周围皮肤情况	3		
	评估骶尾部及足跟等受压部位的皮肤状况	3		
	确认牵引是否有效	6		
	评估患肢血运情况	4		
	检查有无足下垂	4		
	解释、指导，取得患者的配合	3		
用物准备	洗手，戴口罩	3		
	根据需要准备用物	3		
操作过程	再次核对患者床号、姓名并解释	3		
	关闭门窗	2		
	拉下床栏，协助患者取合适卧位	3		
	用棉签以螺旋方式消毒克氏针针眼	6		
	消毒范围为6～8 cm	6		
	由近侧向远侧消毒针眼	6		
	再次检查牵引架、牵引绳、牵引重量、牵引滑车、牵引方向、患肢位置及体位，保证牵引有效	7		
操作后	收拾用物，整理床单位	2		
	告知患者及家属功能锻炼的方法，用速干手消毒剂喷手	3		
	洗手，脱口罩	3		
	正确记录	3		
评价	严格执行查对制度	5		
	无交叉污染	5		
提问	骨牵引针眼消毒操作的注意事项	5		
总分		100		

任务五　下肢皮牵引操作流程及评分标准

【操作目标】

（一）知识目标

（1）熟悉下肢皮牵引的概念。
（2）掌握下肢皮牵引的目的。
（3）掌握下肢皮牵引护理的注意事项。

（二）技能目标

掌握下肢皮牵引护理方法。

（三）人文关怀

（1）做好操作前的解释工作。
（2）操作中动作轻柔，能用语言和非语言技巧与患者沟通交流。
（3）操作后对患者及家属进行正确、全面的健康教育。

【操作准备】

（一）评估患者准备

1. 治疗车上层放置　医嘱执行单、PDA、速干手消毒剂。

2. 治疗车下层放置　医疗垃圾桶、生活垃圾桶。

（二）操作前准备

1. 治疗车上层放置　下肢皮牵引套（根据患肢周径选择）、牵引锤、牵引床、质地柔软的毛巾 2 条、棉花或棉垫、治疗单、PDA、速干手消毒剂。

2. 治疗车下层放置　医疗垃圾桶、生活垃圾桶。

【操作流程】

操作流程	操作步骤	要点说明	人文关怀	临床经验
评估，解释	评估环境（安静、整洁、舒适、安全）→用两种以上方法核对患者信息→评估患者的意识状态及合作程度→测量下肢的长度及周径	检查患肢有无肿胀以及患肢皮肤是否完好	向患者及家属解释此操作的目的，以取得配合	
用物准备	洗手，戴口罩→携用物至患者床旁→再次核对信息并解释，关闭门窗			

续表

操作流程	操作步骤	要点说明	人文关怀	临床经验
安置体位	拉下床栏,协助患者取仰卧位,暴露下肢		注意保暖及保护患者隐私	
操作过程	护士甲双手牵拉并固定患肢→将患肢轻轻抬离床面约10 cm→护士乙将下肢皮牵引套平铺于患肢下方床上的合适位置→调节长度→用毛巾包裹患肢→放下患肢于下肢皮牵引套上→骨突部位用棉花或棉垫包绕、垫好→系上下肢皮牵引套的尼龙搭扣,松紧度以能够伸进1~2指为宜→将牵引绳一端连接下肢皮牵引套,另一端通过牵引床尾的滑轮连接牵引钩→调节滑轮高度→将牵引锤置于牵引钩上→保持牵引绳和患肢在一条轴线上,护士甲缓慢放开牵引的患肢→抬高床尾10~15 cm→检查牵引情况→将盖被置于牵引患肢上	下肢皮牵引套上缘位于大腿中上1/3处,下缘至踝关节上3横指处,暴露踝关节,并使下肢皮牵引套中线与患肢对齐;检查牵引情况,包括牵引架的位置、角度、高度是否正确及牵引绳有无阻力等	操作时动作轻柔;定期用清水擦洗患肢;用毛巾或棉垫保护骨突部位,以预防压疮	患肢保持外展中立位,牵引重量一般不超过5 kg,以免牵引力过大,导致皮肤损伤或出现水疱,进而影响继续牵引治疗。对于皮肤受压严重的患者,可每牵引2 h,便松开下肢皮牵引套,暂停牵引15 min
整理,记录	收拾用物→整理床单位→告知患者或家属注意事项→用速干手消毒剂喷手,推治疗车回治疗室→收拾用物(医疗垃圾、生活垃圾分类放置,由医院感染管理科统一回收、处理,用消毒液擦拭治疗车、治疗盘,将治疗盘反扣晾干备用)→洗手→脱口罩→记录患肢牵引效果及皮肤情况		早期指导患者进行股四头肌功能锻炼及足趾的伸屈运动,逐渐活动踝关节及膝关节;中期指导患者进行引体向上运动及各关节的协同运动	

【注意事项】

(1) 牵引过程中应密切观察患者皮肤情况,防止皮肤出现水疱、破溃和压疮。

(2) 经常检查牵引患肢的循环状况。牵引带应松紧适宜,太松易滑脱,太紧影响血液循环。

(3) 为保持牵引的有效性,应检查患肢位置是否正确,以及牵引装置(牵引绳、牵引锤)是否稳固地悬吊在滑车上。如有异常,应及时处理,保证牵引持续有效地进行。

(4) 注意患肢的保暖,在加盖被时应避免将盖被压在牵引绳上,以免抵消牵引力。

(5) 牵引重量要适度,重量过小会影响畸形的矫正和骨折的复位,而重量过大会因过度牵引导致骨折不愈合。

【评分标准】

下肢皮牵引操作评分标准

班级:　　　　姓名:　　　　主考教师:　　　　考核日期:

项　目	下肢皮牵引	分值	扣分	扣分理由
仪表	仪表端庄,着装整洁	2		
沟通技巧	表情自然,语言亲切、流畅、通俗易懂,能完整体现护理要求	2		
评估,解释	评估环境	2		
	用两种以上方法核对患者信息	3		
	评估患者的意识状态及合作程度	3		
	测量下肢的长度及周径	3		
	解释、指导,取得患者的配合	3		
用物准备	洗手,戴口罩	3		
	根据需要准备用物	3		
操作过程	再次核对患者床号、姓名并解释	3		
	关闭门窗	2		
	拉下床栏,协助患者取仰卧位,暴露下肢	3		
	护士甲双手牵拉并固定患肢,将患肢轻轻抬离床面约 10 cm	5		
	护士乙将下肢皮牵引套平铺于患肢下方床上的合适位置并调节长度	5		
	用毛巾包裹患肢	3		
	放下患肢于下肢皮牵引套上	3		
	骨突部位用棉花或棉垫包绕、垫好	3		
	系上下肢皮牵引套的尼龙搭扣,松紧度以能够伸进 1~2 指为宜	3		
	将牵引绳一端连接下肢皮牵引套,另一端通过牵引床尾的滑轮连接牵引钩	4		
	调节滑轮高度	3		
	将牵引锤置于牵引钩上,保持牵引绳和患肢在一条轴线上,护士甲缓慢放开牵引的患肢	4		
	抬高床尾 10~15 cm	3		
	检查牵引情况	3		
	将盖被置于牵引的患肢上	3		
操作后	收拾用物,整理床单位	2		
	指导患者进行功能锻炼,用速干手消毒剂喷手	3		
	洗手,脱口罩	3		
	正确记录	3		

续表

项目	下肢皮牵引	分值	扣分	扣分理由
评价	严格执行查对制度	5		
	无交叉污染	5		
提问	下肢皮牵引操作的注意事项	5		
总分		100		

任务六　轴线翻身操作流程及评分标准

【操作目标】

(一) 知识目标

(1) 掌握轴线翻身的目的。
(2) 掌握轴线翻身的注意事项。

(二) 技能目标

(1) 掌握轴线翻身的方法。
(2) 掌握轴线翻身的节力原则。

(三) 人文关怀

(1) 做好操作前的解释工作。
(2) 操作中动作轻柔，能用语言和非语言技巧与患者沟通交流。
(3) 操作后对患者及家属进行正确、全面的健康教育。

【操作准备】

(一) 评估患者准备

1. 治疗车上层放置　医嘱执行单、PDA、速干手消毒剂。
2. 治疗车下层放置　医疗垃圾桶、生活垃圾桶。

(二) 操作前准备

1. 治疗车上层放置　软枕2个，必要时备小垫圈数个。
2. 治疗车下层放置　医疗垃圾桶、生活垃圾桶。

【操作流程】

操作流程	操作步骤	要点说明	人文关怀	临床经验
评估,解释	用两种以上方法核对患者信息； 评估患者病情、意识状况及皮肤受压情况； 检查患者是否有输液管、引流管、石膏或夹板固定		告知患者及家属轴线翻身的目的、方法、注意事项及配合要点	

续表

操作流程	操作步骤	要点说明	人文关怀	临床经验
用物准备	准备用物（根据患者情况准备）→洗手→戴口罩			
安置体位	协助患者取仰卧位→取出软枕并横立于床头→将患者两侧手臂交叉放于腹部→将患者身上的各种导管及输液设备安置妥当	必要时将盖被折叠至床尾或一侧		
移动患者	护士甲站于患者头旁，双手扶托并固定患者头颈部→其余两人站于患者同侧，护士乙双手伸至对侧并分别扶托患者肩部、背部→护士丙双手伸至对侧并分别扶托患者腰部、臀部→三人同时用力，将患者移至近侧		移动患者时，注意保证患者安全并为患者保暖	
转向对侧	使患者头、颈、肩、腰、臀保持在同一水平线上→三人同时用力，翻转患者至侧卧位，翻转角度不超过60°			固定头部的护士甲发出指令，三人同步翻转，使患者头、颈、肩、腰、臀保持在同一水平线上，将患者翻转至侧卧位
放置软枕	取一软枕放于患者背部以支撑身体→绕至对侧→将患者下方手臂弯曲放于头侧→将患者上方手臂弯曲放于胸前→取另一软枕放于患者两膝之间→将患者下方膝部弯曲→将患者上方膝部伸直→根据患者情况将小垫圈垫于患者两侧足跟部		安抚患者	

操作流程	操作步骤	要点说明	人文关怀	临床经验
检查,安置	检查并妥善固定患者身上的各种导管,保持引流通畅→确保肢体各关节处于功能位,并安置好患者→拉好两侧床栏			
观察,记录	观察患者皮肤情况并进行相应护理→于床尾翻身卡上记录轴线翻身时间、皮肤情况并签名,做好交接班工作			
整理用物	告知患者及家属注意事项→整理床单位→用速干手消毒剂喷手→推治疗车回治疗室,收拾用物(用消毒液擦拭治疗车,晾干备用)→洗手→脱口罩	告知患者和家属切勿自行更换卧位方式		

【注意事项】

(1) 轴线翻身时应遵循节力原则,护士尽量让患者靠近自己,降低重心。

(2) 移动患者时,动作应轻稳且协调一致,避免拖拉,以防擦伤皮肤。应将患者身体先抬起,再平稳移动。翻转患者时,应注意保持脊柱平直,以维持脊柱的正确生理弯曲。

(3) 患者有颈椎损伤时,勿扭曲或旋转其头部,以免加重损伤。

(4) 轴线翻身时注意为患者保暖并防止其坠床。

(5) 根据患者病情及皮肤受压部位的情况,确定轴线翻身间隔时间。若发现皮肤发红,应增加轴线翻身次数以防褥疮的发生,并做好交接班工作。

(6) 为手术患者进行轴线翻身前,先检查敷料是否脱落或潮湿。若发现脱落或潮湿,应先换药再进行轴线翻身。

(7) 颅脑手术后的患者,一般只能卧于健侧或保持平卧位;对于颈椎和颅骨牵引的患者,在进行轴线翻身时不可放松牵引;对于石膏固定或伤口较大的患者,轴线翻身后应将患处安置于适当位置,以防受压。

【评分标准】

轴线翻身操作评分标准

班级:　　　　　姓名:　　　　　主考教师:　　　　　考核日期:

项　目	轴　线　翻　身	分值	扣分	扣分理由
仪表	仪表端庄,着装整洁	2		
沟通技巧	表情自然,语言亲切、流畅、通俗易懂,能完整体现护理要求	2		

续表

项　目	轴 线 翻 身	分值	扣分	扣分理由
评估,解释	评估环境	2		
	评估患者病情、意识状况及皮肤受压情况	2		
	检查患者是否有输液管、引流管、石膏或夹板固定	2		
	告知患者及家属轴线翻身的目的、方法、注意事项及配合要点	2		
操作前准备	洗手,戴口罩	3		
	根据患者需要准备用物,摆放顺序合理	2		
操作过程	协助患者取仰卧位,取出软枕并横立于床头	2		
	将患者两侧手臂交叉放于腹部	2		
	妥善安置患者身上的各种导管	2		
	护士甲站于患者头旁,双手扶托并固定患者头颈部	5		
	护士乙双手伸至对侧并分别扶托患者肩部、背部	5		
	护士丙与护士乙站于同侧,护士丙双手伸至对侧并分别扶托患者腰部、臀部	5		
	三人同时用力,将患者移至近侧	3		
	使患者头、颈、肩、腰、臀保持在同一水平线上	3		
	三人同时用力,翻转患者至侧卧位,翻转角度不超过60°	3		
	取一软枕放于患者背部以支撑身体	3		
	绕至对侧,将患者下方手臂弯曲放于头侧	3		
	将患者上方手臂弯曲放于胸前,取另一软枕放于患者两膝之间	3		
	将患者下方膝部弯曲,将患者上方膝部伸直	3		
	根据患者情况将小垫圈垫于患者两侧足跟部	3		
	检查并妥善固定患者身上的各种导管,保持引流通畅	3		
	确保肢体各关节处于功能位,并安置好患者,拉好床栏	3		
	观察患者皮肤情况并进行相应护理	3		
	于床尾翻身卡上记录轴线翻身时间、皮肤情况并签名,做好交接班工作	3		
操作后	整理用物	3		
	各项用物进行清洗、消毒处理	3		
综合评价	无交叉污染	5		
	软枕支撑部位合适,不损伤患者皮肤	5		
	床单位整洁美观、平整紧实	5		
提问	轴线翻身操作的注意事项	5		
总分		100		

项目十　生殖系统技能操作流程及评分标准

任务一　会阴消毒操作流程及评分标准

【操作目标】

（一）知识目标

（1）熟悉会阴消毒的概念。

（2）掌握会阴消毒的目的。

（3）掌握会阴消毒的注意事项。

（二）技能目标

掌握会阴消毒的方法。

（三）人文关怀

（1）做好操作前的解释工作。

（2）操作中动作轻柔，能用语言和非语言技巧与患者沟通交流。

（3）操作后对患者及家属进行正确、全面的健康教育。

【操作准备】

（一）评估患者准备

1. 治疗车上层放置　医嘱执行单、PDA、速干手消毒剂。

2. 治疗车下层放置　医疗垃圾桶、生活垃圾桶。

（二）操作前准备

1. 治疗车上层放置　治疗盘：盘内置碘伏、生理盐水、无菌棉球、无菌纱布、无菌镊子1把、一次性手套、一次性治疗巾、换药盘2个、弯盘2个、胶布；盘外置治疗单、PDA、速干手消毒剂、浴巾。

2. 治疗车下层放置　医疗垃圾桶、生活垃圾桶。

3. 其他　屏风（必要时）。

【操作流程】

操作流程	操作步骤	要点说明	人文关怀
评估,解释	评估环境(安静、整洁、舒适、安全)→携医嘱执行单至患者床旁→核对患者床号、姓名等→评估患者会阴处皮肤黏膜情况		
用物准备	准备用物→洗手→戴口罩→在治疗室内打开治疗盘→将无菌棉球分别放入两个换药盘内→将碘伏和生理盐水分别倒在两个换药盘的无菌棉球上	严格执行无菌技术操作	
再次核对	携用物至患者床旁→再次核对患者床号、姓名→关窗,用屏风遮挡患者		与患者进行有效沟通,取得合作
安置卧位	松开床尾盖被→协助患者脱掉对侧裤子并盖在近侧腿上→将浴巾盖在近侧腿上,被子盖于对侧腿上→将一次性治疗巾垫于患者臀下	协助患者将两腿分开并向外展,取截石位	注意保暖,避免患者着凉
初次消毒	打开生理盐水棉球换药盘,将一弯盘放于患者两腿之间→戴好一次性手套,右手持无菌镊子夹取生理盐水棉球消毒患者外阴(消毒顺序:阴阜→对侧大腿内侧上1/3→近侧大腿内侧上1/3→对侧大阴唇→近侧大阴唇→对侧小阴唇→近侧小阴唇→肛门周围→肛门)	消毒用过的污棉球丢于弯盘内,并置于治疗车下方; 消毒顺序是自上而下、由外向内	
再次消毒	打开碘伏棉球换药盘,将一弯盘放于患者两腿之间→右手持无菌镊子夹取碘伏棉球消毒患者外阴(消毒顺序:阴道口或伤口→近侧小阴唇→对侧小阴唇→近侧大阴唇→对侧大阴唇→阴阜→近侧大腿内侧上1/3→对侧大腿内侧上1/3→肛门→肛门周围)	消毒顺序是自上而下、由内向外; 若患者会阴部有伤口,消毒后应用无菌纱布覆盖,再用胶布固定好无菌纱布	
整理,记录	收拾用物,整理床单位,协助患者取舒适卧位,收起屏风,开窗→告知患者注意事项→用速干手消毒剂喷手,推治疗车回治疗室→收拾用物(医疗垃圾、生活垃圾分类放置,由医院感染管理科统一回收、处理,用消毒液擦拭治疗车、治疗盘,将治疗盘反扣晾干备用)→洗手→脱口罩→签字	告知患者不得用手触碰已消毒的区域	

【注意事项】

(1) 操作中严格遵守无菌原则。

(2)进行再次消毒时,消毒范围不能超过第一遍的范围。

【评分标准】

会阴消毒操作评分标准

班级:　　　　　　姓名:　　　　　　主考教师:　　　　　　考核日期:

项　目	会 阴 消 毒	分值	扣分	扣分理由
仪表	仪表端庄,着装整洁	2		
沟通技巧	表情自然,语言亲切、流畅、通俗易懂,能完整体现护理要求	2		
评估,解释	评估环境	2		
	核对患者信息	2		
	评估患者合作程度	2		
	解释、指导,取得患者的配合	3		
操作前准备	洗手,戴口罩	3		
	检查各项用物是否完好	2		
	在治疗室内准备好生理盐水棉球和碘伏棉球	3		
操作过程	再次核对患者床号、姓名	3		
	关闭门窗,用屏风遮挡患者	3		
	松开床尾盖被,盖好浴巾,将一次性治疗巾垫于患者臀下	3		
	打开生理盐水棉球换药盘,取一弯盘放于患者两腿之间	3		
	带好一次性手套	6		
	按顺序正确进行患者外阴的初次消毒	10		
	收拾生理盐水棉球于治疗车下方	3		
	打开碘伏棉球换药盘,取一弯盘放于患者两腿之间	3		
	按顺序正确进行患者外阴的再次消毒	10		
	用无菌纱布覆盖会阴部伤口,并用胶布固定好无菌纱布	5		
	收起屏风,开窗	3		
操作后	整理用物,各项用物进行消毒处理	5		
	记录患者外阴情况	3		
综合评价	严格执行查对制度	6		
	严格执行无菌技术操作,无交叉污染	8		
提问	会阴消毒操作的注意事项	5		
总分		100		

任务二　会阴冲洗操作流程及评分标准

【操作目标】

(一) 知识目标

(1)掌握会阴冲洗的目的。

(2)掌握会阴冲洗的注意事项。

(二)技能目标

(1)掌握会阴冲洗的顺序。

(2)掌握会阴冲洗的方法。

(三)人文关怀

(1)做好操作前的解释工作。

(2)操作中动作轻柔,能用语言和非语言技巧与患者沟通交流。

(3)操作后对患者及家属进行正确、全面的健康教育。

【操作准备】

(一)评估患者准备

1. 治疗车上层放置 医嘱执行单、PDA、速干手消毒剂。

2. 治疗车下层放置 医疗垃圾桶、生活垃圾桶。

(二)操作前准备

1. 治疗车上层放置 治疗盘:盘内置一次性大单、大棉签、一次性手套、水温计;盘外置治疗单、PDA、速干手消毒剂。

2. 治疗车下层放置 消毒便盆、冲洗壶(根据医嘱内盛温度适宜的冲洗液)、医疗垃圾桶、生活垃圾桶。

3. 其他 必要时备屏风。

【操作流程】

操作流程	操作步骤	要点说明	人文关怀
评估,解释	评估环境(安静、整洁、舒适、安全);用两种以上方法核对患者信息;评估患者的病情、自理能力、合作程度及心理状态;评估患者会阴部情况(有无异味、瘙痒、分泌物过多,皮肤有无破损、炎症、肿胀、触痛等);评估患者是否存在大小便失禁,是否留置导尿管,询问有无泌尿生殖系统或直肠手术史等情况	评估患者合作程度	告知患者会阴冲洗的目的、方法、注意事项及配合要点
用物准备	准备用物→洗手→戴口罩	检查一次性大单和大棉签的名称、有效期、质量	
配制冲洗液	在治疗室内根据医嘱配制合适的冲洗液,并用水温计测量以确保温度适宜	一般冲洗液的温度为38~41 ℃	
安置卧位	再次核对患者的床号、姓名等信息→拉上床帘→松开床尾盖被→协助患者取仰卧位→脱患者对侧裤腿盖于近侧腿上→腹部及对侧腿盖好被子→双腿屈曲并分开	无床帘时使用屏风遮挡;摆体位时注意充分暴露外阴	

操作流程	操作步骤	要点说明	人文关怀
会阴冲洗	置一次性大单和消毒便盆于患者臀部→进行手消毒→取大棉签进行冲洗操作(冲洗顺序:阴阜→对侧腹股沟→近侧腹股沟→对侧大、小阴唇→近侧大、小阴唇→尿道口→阴道口→肛门)→擦干各部位(擦干顺序:尿道口→阴道口→肛门→阴阜→对侧腹股沟及大、小阴唇→近侧腹股沟及大、小阴唇至骶尾)→撤去一次性大单和消毒便盆	冲洗原则:自上而下、由外向内,擦干原则:自上而下、由内向外,操作过程中注意保暖,冲洗后的大棉签置于消毒便盆边	
整理,记录	协助患者穿上裤子并取舒适卧位,收起屏风,开窗→收拾用物→告知患者注意事项→用速干手消毒剂喷手,推治疗车回治疗室→收拾用物(医疗垃圾、生活垃圾分类放置,由医院感染管理科统一回收、处理,用消毒液擦拭治疗车、治疗盘,将治疗盘反扣晾干备用)→洗手→脱口罩→记录		嘱会阴切开的患者取健侧卧位,以免恶露浸润伤口

【注意事项】

(1) 注意保暖,并保护患者隐私。
(2) 冲洗时避免浸湿被服。
(3) 冲洗的原则为由上至下、由外向内,擦干的原则为由上至下、由内向外。

【评分标准】

会阴冲洗操作评分标准

班级:　　　　姓名:　　　　主考教师:　　　　考核日期:

项目	会阴冲洗	分值	扣分	扣分理由
仪表	仪表端庄,着装整洁	2		
沟通技巧	表情自然,语言亲切、流畅、通俗易懂,能完整体现护理要求	2		
评估,解释	评估环境	2		
	核对患者信息	2		
	评估患者合作程度	2		
	评估患者会阴部情况	3		
	评估患者是否存在大小便失禁,是否留置导尿管,询问有无泌尿生殖系统或直肠手术史等情况	3		
	解释、指导,取得患者的配合	3		
操作前准备	洗手,戴口罩	3		
	准备用物	3		
	检查各项用物是否完好,测量冲洗液温度是否合适	5		

续表

项 目	会 阴 冲 洗	分值	扣分	扣分理由
操作过程	再次核对患者信息	3		
	关闭门窗,拉上床帘或用屏风遮挡患者	2		
	协助患者取仰卧位,脱对侧裤腿盖于近侧腿上,腹部及对侧腿盖好被子,双腿屈曲并分开	5		
	置一次性大单和消毒便盆于患者臀部	3		
	进行手消毒	3		
	取大棉签进行冲洗操作,冲洗方法正确	10		
	冲洗后的大棉签置于消毒便盆边	5		
	正确擦干各部位	10		
	协助患者取舒适卧位,拉开床帘或收起屏风,开窗,告知患者注意事项	3		
操作后	整理用物,各项用物进行消毒处理	5		
	记录	5		
综合评价	严格执行查对制度	6		
	严格执行无菌技术操作,无交叉污染	5		
提问	会阴冲洗操作的注意事项	5		
总分		100		

任务三　阴道灌洗操作流程及评分标准

【操作目标】

（一）知识目标

（1）掌握阴道灌洗的目的。

（2）掌握阴道灌洗的注意事项。

（二）技能目标

（1）掌握阴道灌洗液的配制方法。

（2）掌握阴道灌洗的方法。

（三）人文关怀

（1）做好操作前的解释工作。

（2）操作中动作轻柔,能用语言和非语言技巧与患者沟通交流。

（3）操作后对患者及家属进行正确、全面的健康教育。

【操作准备】

（一）评估患者准备

1. 治疗车上层放置　医嘱执行单、PDA、速干手消毒剂。

2. 治疗车下层放置　医疗垃圾桶、生活垃圾桶。

（二）操作前准备

1. 治疗车上层放置　治疗盘:盘内置一次性大单、会阴护理盘1套、一次性手套、一次性灌肠袋、一次性窥阴器、水温计；盘外置治疗单、PDA、速干手消毒剂。

2. 治疗车下层放置 消毒便盆、医疗垃圾桶、生活垃圾桶。

3. 其他 必要时备屏风。

【操作流程】

操作流程	操作步骤	要点说明	人文关怀	临床经验
评估，解释	评估环境（安静、整洁、舒适、安全）；用两种以上方法核对患者信息；评估患者的婚姻状况、病情、自理能力、合作程度及心理状态；检查患者膀胱排空及会阴部情况（有无异味、瘙痒、分泌物过多、皮肤破损、炎症、肿胀、触痛等）；确认患者是否处于月经期、产后、人工流产后或有阴道出血情况	评估患者合作程度	告知患者会阴灌洗的目的、方法、注意事项及配合要点	
用物准备	嘱患者排空膀胱；准备用物→洗手→戴口罩	检查会阴护理盘、一次性灌肠袋、一次性窥阴器的名称、有效期、质量	常用灌洗液：0.02%的碘伏、2%～4%的碳酸氢钠、1：5000的高锰酸钾、注射用生理盐水	灌洗液新进展：对于妇科炎症可根据药敏试验结果选择抗菌药物，将其稀释于注射用生理盐水中灌洗，如厌氧菌感染选用甲硝唑或替硝唑灌洗
配制灌洗液	在治疗室内根据医嘱配制灌洗液，并用水温计测量以确保温度适宜→将灌洗液倒入一次性灌肠袋中	一般灌洗液的温度为41～43℃；倒灌洗液前注意关闭一次性灌肠袋开关		可用无菌剪刀在一次性灌肠袋的前端（6～8 cm）处开多个孔
安置卧位	再次核对患者床号、姓名→拉上床帘或用屏风遮挡→松开床尾盖被→协助患者取仰卧位→脱对侧裤腿盖于近侧腿上→腹部及对侧腿盖好被子→双腿屈曲并分开	摆体位时注意充分暴露外阴		
会阴擦洗或冲洗	置一次性大单和消毒便盆于患者臀部→进行手消毒→按会阴擦洗或冲洗流程进行会阴擦洗或冲洗			

216

续表

操作流程	操作步骤	要点说明	人文关怀	临床经验
阴道灌洗	将一次性灌肠袋挂于输液架上→排气→戴一次性手套→取一次性窥阴器并湿润→用一次性窥阴器暴露患者宫颈→将灌洗头（一次性灌肠袋前端）放入阴道深处→打开一次性灌肠袋开关→调节速度→不停转动一次性窥阴器→灌洗液剩余 100 mL 时停止灌洗→关闭开关→拔出灌洗头及一次性窥阴器→用余液冲洗外阴部→协助患者坐于消毒便盆上→排出阴道内残留液体→擦干外阴→撤去消毒便盆及一次性大单	一次性灌肠袋与床缘距离 60～70 cm；灌洗头放入深度为 6～8 cm；灌洗速度以 7～10 min 内流量为 1000 mL 为宜	灌洗过程中观察患者有无心慌、面色苍白等不适反应，若出现不适症状，应立即停止灌洗，并做相应处理	灌洗液若是抗菌药物或甲硝唑类药物，灌洗后协助患者抬高臀部，嘱其尽量保留灌洗液 5～10 min 后排出
整理，记录	协助患者穿上裤子，取舒适卧位，收起屏风→开窗→收拾用物→告知患者注意事项→用速干手消毒剂喷手，推治疗车回治疗室→收拾用物（医疗垃圾、生活垃圾分类放置，由医院感染管理科统一回收、处理，用消毒液擦拭治疗车、治疗盘，将治疗盘反扣晾干备用）→洗手→脱口罩→记录			

【注意事项】

（1）灌洗过程中，动作应轻柔，勿损伤患者阴道壁及宫颈。

（2）灌洗过程中，注意灌洗液的温度，以 41～43 ℃为宜。

（3）灌洗过程中，注意一次性灌肠袋与床缘的距离（以 60～70 cm 为宜）及灌洗速度，避免压力或流速过大，使液体进入宫腔或灌洗液与局部作用的时间不足。

（4）对于月经期、产后、人工流产后子宫颈未闭或阴道有出血者，不宜进行阴道灌洗，以免导致逆行感染；宫颈癌患者严禁阴道灌洗，以防引发阴道大出血。

【评分标准】

阴道灌洗操作评分标准

班级：　　　　姓名：　　　　主考教师：　　　　考核日期：

项 目	阴 道 灌 洗	分值	扣分	扣分理由
仪表	仪表端庄，着装整洁	3		
沟通技巧	表情自然，语言亲切、流畅、通俗易懂，能完整体现护理要求	2		

续表

项　目	阴　道　灌　洗	分值	扣分	扣分理由
评估,解释	评估环境	2		
	评估患者的婚姻状况、病情、自理能力、合作程度及心理状态	2		
	用两种以上方法核对患者信息	2		
	检查患者膀胱排空及会阴部情况	2		
	确认患者是否处于月经期、产后、人工流产后或有阴道出血情况	2		
	解释、指导,取得患者的配合	2		
操作前准备	嘱患者排空膀胱	2		
	洗手,戴口罩	2		
	检查各项用物是否完好	2		
配制灌洗液	根据医嘱配制灌洗液	3		
	用水温计测量以确保温度适宜	2		
	关闭一次性灌肠袋开关,并将灌洗液倒入一次性灌肠袋中	2		
安置卧位	再次核对患者床号、姓名	2		
	拉上床帘或用屏风遮挡	2		
	松开床尾盖被,协助患者取仰卧位	2		
	脱对侧裤腿盖于近侧腿上,腹部及对侧腿盖好被子,双腿屈曲并分开	2		
会阴擦洗或冲洗	置一次性大单和消毒便盆于患者臀部	2		
	进行手消毒	2		
	按会阴擦洗或冲洗流程进行会阴擦洗或冲洗	3		
阴道灌洗	将一次性灌肠袋挂于输液架上,排气,确保高度合适	2		
	戴一次性手套	2		
	取一次性窥阴器并湿润	2		
	用一次性窥阴器暴露患者宫颈	3		
	将灌洗头(一次性灌肠袋前端)放入患者阴道深处	5		
	打开一次性灌肠袋开关,调节速度	2		
	不停转动一次性窥阴器	5		
	灌洗液剩余 100 mL 时停止灌洗,关闭开关,拔出灌洗头及一次性窥阴器	3		
	用余液冲洗外阴部	2		
	协助患者坐于消毒便盆上,排出阴道内残留液体	2		
	擦干外阴,撤去消毒便盆及一次性大单	2		
操作后	整理用物,各项用物进行消毒处理	5		
	记录	5		
综合评价	严格执行查对制度	5		
	严格执行无菌技术操作,无交叉污染	5		
提问	阴道灌洗操作的注意事项	5		
总分		100		

任务四　会阴湿热敷操作流程及评分标准

【操作目标】

（一）知识目标

（1）掌握会阴湿热敷的目的。
（2）掌握会阴湿热敷的适应证及禁忌证。

（二）技能目标

掌握会阴湿热敷的方法。

（三）人文关怀

（1）做好操作前的解释工作。
（2）操作中动作轻柔，能用语言和非语言技巧与患者沟通交流。
（3）操作后对患者及家属进行正确、全面的健康教育。

【操作准备】

（一）评估患者准备

1. 治疗车上层放置　医嘱执行单、PDA、速干手消毒剂。
2. 治疗车下层放置　医疗垃圾桶、生活垃圾桶。

（二）操作前准备

1. 治疗车上层放置　治疗盘：盘内置一次性会阴护理盘1套、会阴湿热敷所需的药液、消毒弯盘1套、消毒纱布数块、塑料薄膜、一次性治疗巾、软膏；盘外置治疗单、PDA、速干手消毒剂、浴巾。
2. 治疗车下层放置　医疗垃圾桶、生活垃圾桶。
3. 其他　烤灯，必要时备便盆、便盆巾、屏风。

【操作流程】

操作流程	操作步骤	要点说明	人文关怀
评估，解释	评估环境（安静、整洁、舒适、安全、温度适宜）；用两种以上方法核对患者信息；询问患者是否需要排便	评估患者合作程度；评估患者是否处于月经期以及阴道有无出血；评估患者会阴部皮肤黏膜情况；评估患者对热的敏感度和耐受性以及有无感觉迟钝	告知患者会阴湿热敷的目的、方法、注意事项及配合要点；对于需要排便的患者，应协助患者大小便
用物准备	准备用物→洗手→戴口罩	检查一次性会阴护理盘、消毒弯盘、消毒纱布的有效期	
准备敷液	打开一次性会阴护理盘→检查盘中用物→将消毒纱布置于消毒弯盘中→根据医嘱准备会阴湿热敷所需的药液→用药液浸湿消毒纱布→准备烤灯	检查烤灯的性能	告知患者在烤灯辅助湿热敷过程中可能会出现的不适及注意事项

续表

操作流程	操作步骤	要点说明	人文关怀
操作过程	再次核对患者床号、姓名等信息→关窗,拉上床帘或用屏风遮挡→协助患者脱裤子至大腿部→分开双腿,充分暴露会阴部→臀下垫一次性治疗巾→按会阴擦洗操作流程进行会阴擦洗→会阴部涂软膏→取药液浸湿的消毒纱布敷于会阴部→将塑料薄膜覆盖于消毒纱布上→准备烤灯,调节烤灯的时间及照射距离→用浴巾遮盖患者大腿保暖至湿热敷完毕→撤去烤灯→取掉塑料薄膜及消毒纱布→局部涂软膏	烤灯辅助湿热敷照射时间为15～20 min,照射距离为40～60 cm,湿热敷温度为41～48 ℃,湿热敷面积为病损面积的2倍,每日进行2次	嘱家属不要随意移动烤灯的位置,嘱患者不要随意移动体位。 在烤灯辅助湿热敷的照射过程中,应定时巡视,严密观察患者会阴部的皮肤情况并询问患者的感受
整理,记录	协助患者穿上裤子,取舒适卧位,拉开床帘或收起屏风,开窗→收拾用物→告知患者注意事项→用速干手消毒剂喷手,推治疗车回治疗室→收拾用物(医疗垃圾、生活垃圾分类放置,由医院感染管理科统一回收、处理,用消毒液擦拭治疗车、治疗盘,将治疗盘反扣晾干备用)→洗手→脱口罩→记录	在湿热敷过程中,应严密观察患者会阴部情况,若出现异常,应立即停止,并通知医生做相应处理	

【注意事项】

(1) 操作时注意保暖和保护患者隐私。

(2) 湿热敷面积应是病损面积的2倍,会阴湿热敷的温度一般以患者自我感觉舒适为宜。

(3) 对于休克、虚脱、昏迷及术后感觉不敏感的患者,应警惕烫伤。

【评分标准】

会阴湿热敷操作评分标准

班级:　　　　　姓名:　　　　　主考教师:　　　　　考核日期:

项　目	会阴湿热敷	分值	扣分	扣分理由
仪表	仪表端庄,着装整洁	3		
沟通技巧	表情自然,语言亲切、流畅、通俗易懂,能完整体现护理要求	2		
评估,解释	评估环境	2		
	评估患者合作程度	2		
	询问患者是否需要排便	2		
	用两种以上方法核对患者信息	2		
	解释、指导,取得患者的配合	2		

续表

项　目	会阴湿热敷	分值	扣分	扣分理由
操作前准备	洗手,戴口罩	3		
	根据病情需要准备用物	3		
	检查各项用物是否完好	3		
准备敷液	打开一次性会阴护理盘,检查盘中用物	2		
	将消毒纱布置于消毒弯盘中	2		
	根据医嘱准备会阴湿热敷所需的药液	3		
	用药液浸湿消毒纱布	3		
	准备并检查烤灯	3		
操作过程	再次核对患者床号、姓名	2		
	关窗,拉上床帘或用屏风遮挡	2		
	协助患者脱裤子至大腿部,分开双腿,充分暴露会阴部	3		
	臀下垫一次性治疗巾	2		
	按会阴擦洗操作流程进行会阴擦洗	5		
	会阴部涂软膏	2		
	取药液浸湿的消毒纱布敷于会阴部	3		
	将塑料薄膜覆盖于消毒纱布上	3		
	准备烤灯,调节烤灯的时间及照射距离	5		
	用浴巾遮盖患者大腿保暖	2		
	撤去烤灯	2		
	取掉塑料薄膜及消毒纱布	3		
	局部涂软膏	3		
操作后	整理用物,各项用物进行消毒处理	5		
	记录	5		
综合评价	严格执行查对制度	6		
	严格执行无菌技术操作,无交叉污染	5		
提问	会阴湿热敷操作的注意事项	5		
总分		100		

任务五　坐浴操作流程及评分标准

【操作目标】

(一) 知识目标

(1) 掌握坐浴的目的。
(2) 掌握坐浴的适应证与禁忌证。
(3) 掌握坐浴的注意事项。

(二) 技能目标

(1) 掌握坐浴药液的配制方法。

(2)掌握坐浴的操作技能。

(三)人文关怀

(1)做好操作前的解释工作。

(2)操作中动作轻柔,能用语言和非语言技巧与患者沟通交流。

(3)操作后对患者及家属进行正确、全面的健康教育。

【操作准备】

(一)评估患者准备

1.治疗车上层放置 医嘱执行单、PDA、速干手消毒剂。

2.治疗车下层放置 医疗垃圾桶、生活垃圾桶。

(二)操作前准备

1.治疗车上层放置 治疗盘:盘内置一次性盆罩、纱布、水温计,有肛裂的患者需备液体石蜡、棉签;盘外置治疗单、PDA、速干手消毒剂、浴巾。

2.治疗车下层放置 坐浴盆、医疗垃圾桶、生活垃圾桶。

3.其他 必要时备便盆、便盆巾,无床帘时需备屏风。

【操作流程】

操作流程	操作步骤	要点说明	人文关怀	临床经验
评估,核对	评估环境(安静、整洁、舒适、安全、温度适宜);用两种以上方法核对患者信息;询问患者是否需要排便	评估患者合作程度;确认患者是否处于月经期以及阴道有无出血;检查患者臀部、阴道及肛周皮肤黏膜情况	告知患者坐浴的目的、方法、注意事项及配合要点;协助需排便的患者大小便	坐浴药液的配制如下。 (1)外阴湿疹:苦参、白藓皮、蛇床子、露蜂房各30 g,大黄、白芷、紫草各15 g,五倍子12 g,花椒10 g,冰片、芒硝各6 g。除冰片、芒硝外,用纱布包好水煎后再加冰片、芒硝,搅匀后坐浴,每天2次,10天为1个疗程。 (2)阴道炎:银花藤、蛇床子各100 g,大黄、乌梅、诃子、甘草各25 g。用纱布包好,水煎后坐浴,每天1次,7天为1个疗程。 (3)子宫颈炎:仙人掌适量,以鲜品全草剁碎,每次约100 g,加少许食盐,水煎后坐浴。每天1次,10天为1个疗程
用物准备	准备用物→洗手→戴口罩			

续表

操作流程	操作步骤	要点说明	人文关怀	临床经验
配制坐浴药液	在治疗室根据医嘱配制合适的坐浴药液,并用水温计测量以确保坐浴药液的温度适宜	将高锰酸钾均匀化开,确保浓度适中,以免灼伤患者;坐浴药液的温度一般为40~45 ℃,容量为坐浴盆的1/2		
实施坐浴	再次核对患者床号、姓名等信息→关窗,拉上床帘或用屏风遮挡→协助患者脱裤至大腿部,充分暴露臀部→取纱布置于坐浴盆中,浸湿后接触患者皮肤试温→协助患者缓慢坐于盆中,至臀部和外阴部完全浸入坐浴盆中→用浴巾遮盖患者大腿以保暖	坐浴时间为 15~20 min	坐浴过程中告知患者可能出现的不适及注意事项;坐浴过程中密切观察患者的面色、呼吸、脉搏,并询问其感受,若患者出现头昏、乏力等症状,应立即停止坐浴	
擦干,用药	坐浴完毕→擦干患者臀部和外阴部→根据患者臀部、阴道及肛周皮肤黏膜情况做相应处理	对于臀部、阴道及肛周皮肤黏膜有破损的患者,需用纱布擦拭		
整理,记录	协助患者穿上裤子,取舒适卧位,拉开床帘或收起屏风,开窗→收拾用物→告知患者注意事项→用速干手消毒剂喷手,推治疗车回治疗室→收拾用物(医疗垃圾、生活垃圾分类放置,由医院感染管理科统一回收、处理,用消毒液擦拭治疗车、治疗盘,将治疗盘反扣晾干备用)→洗手→脱口罩→记录			

【注意事项】

(1) 坐浴药液的温度一般为40~45 ℃,以防烫伤患者。

(2) 将高锰酸钾均匀化开,确保浓度适中,以免灼伤患者。

(3) 坐浴时,必须将整个臀部和外阴部浸泡于药液中。

(4) 在月经期、阴道出血期间、孕妇产后7天内以及缝合伤口术后严禁坐浴。

【评分标准】

坐浴操作评分标准

班级：　　　　　姓名：　　　　　主考教师：　　　　　考核日期：

项　目	坐　浴	分值	扣分	扣分理由
仪表	仪表端庄，着装整洁	3		
沟通技巧	表情自然，语言亲切、流畅、通俗易懂，能完整体现护理要求	3		
评估，解释	评估环境	3		
	用两种以上方法核对患者信息	3		
	评估患者合作程度	3		
	确认患者是否处于月经期以及阴道有无出血，检查患者臀部、阴道及肛周皮肤黏膜情况	6		
	询问患者是否需要排便	2		
操作前准备	洗手，戴口罩	3		
	根据病情需要准备用物	3		
	正确配制坐浴药液	8		
操作过程	核对患者床号、姓名等信息	3		
	关闭门窗，用屏风遮挡患者	3		
	协助患者脱裤至大腿部，充分暴露臀部	3		
	取纱布置于坐浴盆中，浸湿后接触患者皮肤试温	7		
	协助患者缓慢坐于盆中，至臀部和外阴部完全浸入坐浴盆中	6		
	用浴巾遮盖患者大腿以保暖	3		
	坐浴完毕，擦干患者臀部和外阴部，根据患者臀部、阴道及肛周皮肤黏膜情况做相应处理	5		
	协助患者穿上裤子，取舒适卧位	3		
	拉开床帘或收起屏风，开窗，告知患者注意事项	4		
操作后	整理用物，各项用物进行消毒处理	5		
	记录	5		
综合评价	严格执行查对制度	6		
	严格执行无菌技术操作，无交叉污染	5		
提问	坐浴操作的注意事项	5		
总分		100		

任务六　乳腺癌术后胸带使用操作流程及评分标准

【操作目标】

（一）知识目标

（1）掌握乳腺癌术后使用胸带的目的。

（2）掌握乳腺癌术后使用胸带的注意事项。

（二）技能目标

掌握乳腺癌术后使用胸带的方法。

（三）人文关怀

（1）做好操作前的解释工作。

（2）操作中动作轻柔，能用语言和非语言技巧与患者沟通交流。

（3）操作后对患者及家属进行正确、全面的健康教育。

【操作准备】

（一）评估患者准备

1. 治疗车上层放置 医嘱执行单、PDA、速干手消毒剂。

2. 治疗车下层放置 医疗垃圾桶、生活垃圾桶。

（二）操作前准备

1. 治疗车上层放置 治疗盘：盘内置合身胸带、纱布垫，必要时备绷带；盘外置治疗单、PDA、速干手消毒剂。

2. 治疗车下层放置 医疗垃圾桶、生活垃圾桶。

【操作流程】

操作流程	操作步骤	要点说明	人文关怀	临床经验
评估，解释	评估环境（安静、整洁、舒适、安全）→用两种以上方法核对患者信息→确认患者的年龄，评估其病情及合作程度		向患者及家属解释此操作的目的，以取得配合	
用物准备	洗手，戴口罩→携用物至患者床旁→再次核对并解释，关闭门窗，拉床帘			
安置体位	患者伤口换药后，协助其取端坐卧位		注意保暖及保护患者隐私	
操作过程	将胸带一侧尼龙扣全部打开→将肩部尼龙扣全部打开→协助医生由患侧向健侧，从患者头部套下胸带→穿好胸带后，协助医生扣好尼龙扣→胸带内可根据包扎要求填入适量纱布垫，压于患侧胸前→调整胸带前胸后背位置至患者感到舒适	妥善固定引流管；尼龙扣松紧随包扎要求调节；必要时，协助医生重新调整穿戴	操作熟练，动作轻柔	术后前6周：日夜佩戴；第7周开始：白天佩戴，并至少佩戴6个月

续表

操作流程	操作步骤	要点说明	人文关怀	临床经验
整理，记录	收拾用物→整理床单位→告知患者及家属注意事项→用速干手消毒剂喷手，推治疗车回治疗室→收拾用物（医疗垃圾、生活垃圾分类放置，由医院感染管理科统一回收、处理，用消毒液擦拭治疗车、治疗盘，将治疗盘反扣晾干备用）→洗手→脱口罩→记录	指导患者进行患侧上肢功能锻炼		

【注意事项】

（1）选择合身的胸带。

（2）保持引流通畅，防止引流管打折、脱落、移位。

（3）根据包扎的需要进行灵活调整，以最大限度减轻患者的痛苦。

【评分标准】

乳腺癌术后胸带使用操作评分标准

班级：　　　　姓名：　　　　主考教师：　　　　考核日期：

项　目	乳腺癌术后胸带使用	分值	扣分	扣分理由
仪表	仪表端庄，着装整洁	2		
沟通技巧	表情自然，语言亲切、流畅、通俗易懂，能完整体现护理要求	2		
评估，解释	评估环境	2		
	用两种以上方法核对患者信息	3		
	确认患者的年龄，评估其病情及合作程度	3		
	解释、指导，取得患者的配合	3		
用物准备	洗手，戴口罩	3		
	根据需要准备用物	4		
操作过程	再次核对患者床号、姓名并解释	3		
	关闭门窗，拉床帘	3		
	患者伤口换药后，协助其取端坐卧位	4		
	将胸带一侧尼龙扣全部打开	5		
	将肩部尼龙扣全部打开	5		
	协助医生由患侧向健侧，从患者头部套下胸带	8		
	穿好胸带后，协助医生扣好尼龙扣	5		
	胸带内可根据包扎要求填入适量纱布垫，压于患侧胸前	8		
	调整胸带前胸后背位至患者感到舒适	8		
操作后	收拾用物，整理床单位	3		
	指导患者进行患侧上肢功能锻炼，用速干手消毒剂喷手	5		

续表

项　目		乳腺癌术后胸带使用	分值	扣分	扣分理由
操作后	洗手,脱口罩		3		
	正确记录		3		
评价	严格执行查对制度		5		
	无交叉污染		5		
提问	乳腺癌术后使用胸带的注意事项		5		
总分			100		

主要参考文献

[1] 皮红英,王玉玲.专科护理技术操作规范与评分标准[M].北京:人民军医出版社,2014.

[2] 李红波,郑雪,贾秀英.基础护理与专科护理操作与考核要点[M].西安:第四军医大学出版社,2015.

[3] 黄金,李乐之.常用临床护理技术操作并发症的预防及处理[M].北京:人民卫生出版社,2013.

[4] 贾爱芹,郭淑明.实用护理技术操作与考核标准[M].郑州:河南科学出版社,2021.

[5] 李小寒,尚少梅.基础护理学[M].7版.北京:人民卫生出版社,2022.

[6] 尚少梅,李小寒.基础护理学实践与学习指导[M].北京:人民卫生出版社,2023.

[7] 尤黎明,吴瑛.内科护理学实践与学习指导[M].北京:人民卫生出版社,2023.

[8] 李国宏.60项护理技术操作流程[M].南京:东南大学出版社,2015.